自然养育

中医妈妈的健康育儿课

李思仪　著

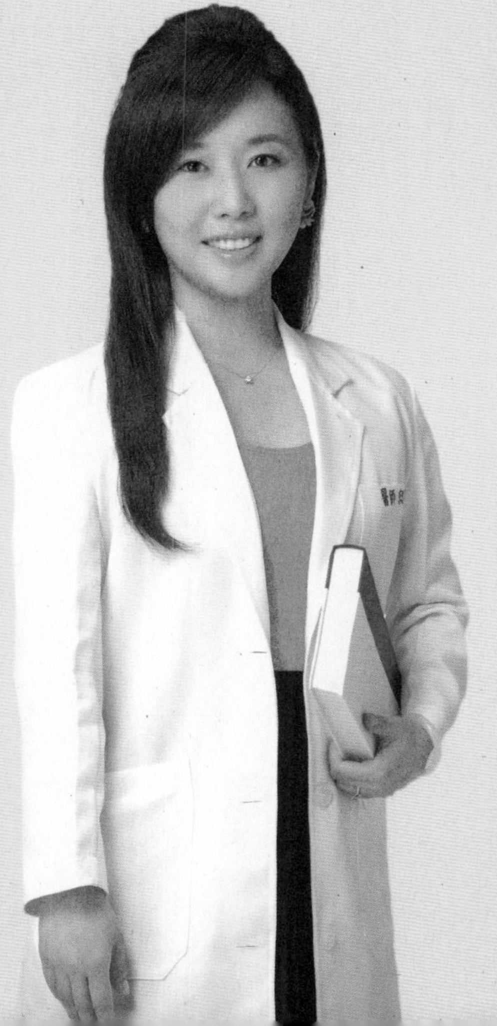

青岛出版集团 | 青岛出版社

图书在版编目（CIP）数据

自然养育. 中医妈妈的健康育儿课 / 李思仪著. 一
青岛 : 青岛出版社, 2023.6
ISBN 978-7-5736-0012-7

Ⅰ. ①自… Ⅱ. ①李… Ⅲ. ①中医儿科学 Ⅳ.
①R272

中国国家版本馆CIP数据核字(2023)第023615号

山东省版权局著作权合同登记号 图字：15-2020-380号

ZIRAN YANGYU : ZHONGYI MAMA DE JIANKANG YU'ER KE

书名	自然养育：中医妈妈的健康育儿课
著者	李思仪
出版发行	青岛出版社（青岛市崂山区海尔路182号，266061）
本社网址	http://www.qdpub.com
邮购电话	0532-68068091
责任编辑	付刚 张岩 李闻
特约编辑	张学彬
校对	刘青
封面设计	刘海艺
排版设计	戊戌同文
印刷	青岛双星华信印刷有限公司
出版日期	2023年6月第1版 2023年6月第1次印刷
开本	16开（710mm × 1000mm）
印张	9.75
字数	150千
书号	ISBN 978-7-5736-0012-7
定价	48.00元

编校印装质量、盗版监督服务电话 4006532017 0532-68068050

作者序

父母是孩子最好的医师

我与中医的因缘，应该是从小就开始了。

小时候，我和弟弟常常在跟着爸爸散步的途中，看着爸爸拔下路边的“野草”，回来熬煮一锅退火气的茶饮。在我们稍大些时，他会告诉我们这是“蒺藜”。我和弟弟总是喜欢拔下蒺藜的刺，当成飞镖互相射来射去。我们在屋后的院子种植了一畦的白鹤灵芝、薄荷、丝瓜、地瓜、木瓜、川七，还有应时的蔬菜，随着季节的变化我们有天然的蔬果、丝瓜露和草本茶饮可以享用。如果大热天吃坏肚子，家里一定会煮一锅绿豆汤给我们喝；伤暑头痛时妈妈则会赶紧为我们刮痧，边刮痧边讲解肩颈的经络。小时候也常被耳提面命要多按摩自己的耳朵，因为耳朵有许多穴位的刺激点。现在回想起来，父母一直都善用中医养护我们，这种养生的智慧其实根植于许多人的心中。

虽然，家中的那小小一畦田地随着时光变迁已经不在了，但用天然的方式照顾孩子的理念却深植在我心中，也落实在自己孩子的身上：发烧了使用中药和耳针，吃坏肚子服食米粥或绿豆汤，受伤了赶紧消毒后擦上珍珠粉，被蚊虫叮咬后擦的也是中药药膏，便秘了帮小孩按摩脚上的穴位，食欲不好时用随手可得的食材来开胃。很开心与同样身为父母的你分享这些好用的方法。父母其实就是孩子最好的医师。

药食本就同源。如何善用家中随手可得的食材来照顾宝宝，如何通过经络治疗的方式缓解生病的不舒服，点点滴滴的智慧都在这本书中。

在门诊，我常常看到深受过敏疾病困扰的孩子与父母，也曾治疗过因严重中耳炎反复住院打针的孩子，因不定时头痛无法上学的孩子，还有对食物一点兴趣都没有的

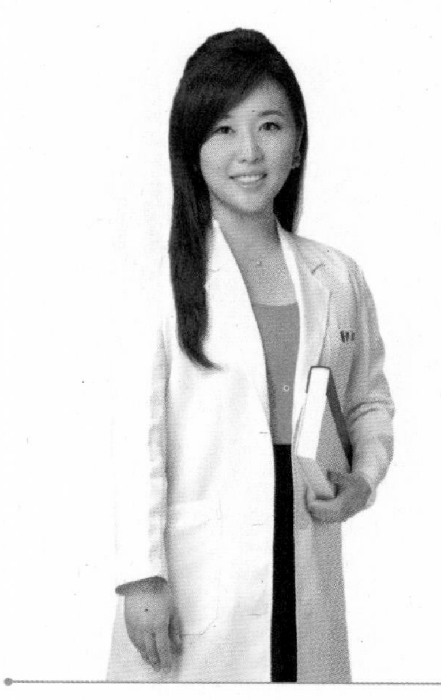

幼儿，以及常常半夜尿床的小学生。不论是过敏性疾病、发炎、疼痛、肠胃问题，还是泌尿系统问题，这些其实都是可以改善和治愈的。还有一点就是如何预防疾病的发生。善养生者不须等到疾病发生，平时就可以通过食材调理与经络保养来守护家人的健康。

要养出一个健康宝宝，让其拥有较强的抵抗力，就应从小引导孩子照顾自己的身体，利用大自然和自身经络守护自己的健康。比起买昂贵的药物，这才是无价的财宝与智慧！

李思儀 中医师

作者简介

学历

台湾大学毕业
北京中医药大学硕士
台北市联合医院仁爱院区医师

各大媒体受邀采访

《亲子天下》杂志专访医师
《婴儿与母亲》杂志专访医师

现任

李思仪中医诊所院长
台湾大学传统医学社指导老师
台湾中医临床医学会会员
台湾中医家庭医学会会员
台湾经络美容医学会会员

Contents

【目录】

第一章 父母，是让孩子安心的家庭医师

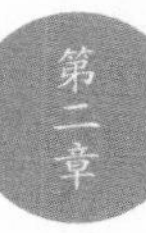

孩子的 11 种常见不适，对症治疗才有效

第三章　不藏私！全都告诉你：李思仪医师 4 大私房育儿法

第一章

父母，是让孩子安心的家庭医师

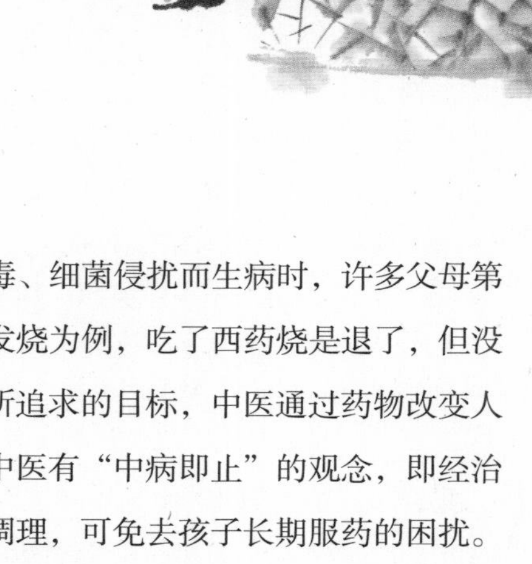

孩子健康是父母最大的希望。当孩子被病毒、细菌侵扰而生病时，许多父母第一时间是去寻求西医的协助。不过，以常见的发烧为例，吃了西药烧是退了，但没过多久又会开始发烧，反反复复。治本是中医所追求的目标，中医通过药物改变人体失衡的内环境，让身体变得更健康。此外，中医有“中病即止”的观念，即经治疗症状消失，接着再以其他药物或食物做后续调理，可免去孩子长期服药的困扰。看到这里，父母们是否已改变“急症看西医，慢症看中医”的观念呢？中医温和且迅速的治疗效果，可是超乎您的想象的！

中医强调整体观，给孩子全面呵护

中医强调整体观，注重全面的、系统的治疗，绝非“头痛医头，脚痛医脚”。

中医治疗绝非“头痛医头，脚痛医脚”

中医强调整体观。以儿童常见的过敏性鼻炎或哮喘为例，中医的处理不只是治疗鼻子或呼吸系统，也会同时调理肠胃。

又如感冒，西医并无针对性的特效药物，通常是对症治疗，或建议病人多休息、补充维生素C。但中医不一样，对于伤风感冒等属于外感的疾病，中医会依据患者表现出的体质、证型，从根本上解决问题，并告诉我们出现的症状代表身体哪个部分出了问题。这在祖先留下来的《伤寒论》中已有详尽的描述。

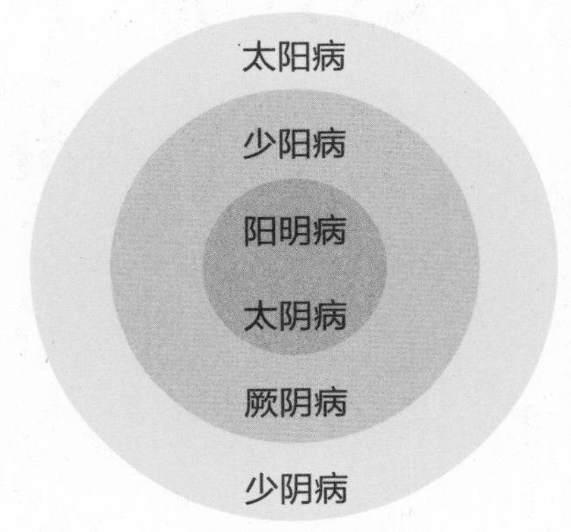

依不同病症表现做治疗

《伤寒论》根据疾病发展的不同阶段，将疾病分为太阳、阳明、少阳、太阴、少阴、厥阴六个阶段，并分别做了论述。第一条就提到“太阳之为病，脉浮，头项强痛而恶寒”，指病邪在表，可能出现头痛、后颈部僵硬不适、恶寒等症状。

中医强调辨证论治。例如，在治疗小孩子风寒感冒时，可依其症状轻重不同给予不同的处方，绝非不同人的感冒，都使用同样的药物。再比如，同样是流感，在不同人身上表现的症状、程度都会有差异，中医会在通用方的基础上，根据病人情况对中药方进行调整。因人而异，依证不同，处方不同，这是中医治疗的特色。

详尽的医嘱及说明

如果感冒有流汗、怕风等症状，我建议你选择“桂枝汤”。“桂枝汤”由5味药材组成，即桂枝、芍药、甘草、生姜、大枣，《伤寒论》中对该方的剂量、加多少水、煮法，甚至后续的调护，都有详细说明。我在临床使用“桂枝汤”时，会提醒这类外感风寒、抵抗力特别弱的病人不可吃冰冷食物，可在服药后喝热稀粥，用以和胃气、助药力，帮助身体尽快康复。

此外，我也会建议患者在服药后盖棉被使身体微微出汗，但要注意不能一下子出太多汗。有些病人抱怨吃了西药出出汗烧是退了，但没过多久又开始发烧。反复发作的原因就在于一下子出汗太多，使病邪流连不去。

饮食以清淡为原则

不只是提醒注意事项，我还会告诉病人有哪些禁忌。病人不能只知道可多吃什么，更要知道不能吃什么。《伤寒论》中记载了禁食生冷、黏滑、肉、面、五辛、酒酪、臭恶等物。生是指未煮熟的食物，冷指的是温度低于体温的食物。此外，肉面、烧烤食物、辛辣物、酒、酪（奶酪），以及像臭豆腐、豆腐乳、酸奶等容易产气或不好消化的发酵食物都应禁食。疾病初愈必须让肠胃得到充分休息，饮食一定要以清淡为原则。

治疗小孩风寒型感冒的 5 味药材

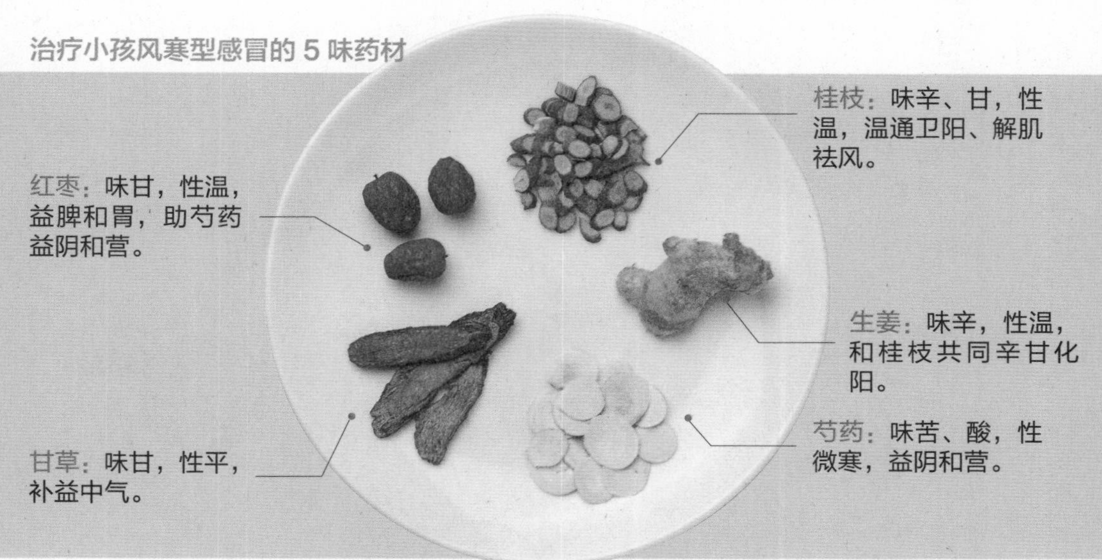

适用症状：感冒时出现怕风、怕冷、肌肉酸痛、头痛、流鼻涕、出汗等症状。

预防胜于治疗，从小培养好的生活习惯就不生病

中医倡导预防医学。大家都听过“预防胜于治疗”，这就是中医强调的“上医治未病”。

饮食睡眠好，才能身体棒

要健康，先照顾好脾胃

预防医学是中医的重要组成部分。中医认为“脾为后天之本”，就是提醒我们要照顾好脾胃。脾属土，在五行中很重要。任何植物要生长好，首先要有健康且肥沃的土壤，而人体要有蓬勃的生机，后天的脾胃调理很重要。

良好的生活习惯和正确的饮食，有助于脾胃的健康，从而养护好体内的正气。所谓“正气存内，邪不可干”，可怕的并不是病菌，而是虚弱的身体。同样的环境下，有的小孩三天两头感冒、拉肚子、过敏，有的孩子却壮得像头小牛。拥有好体质才是健康的基础。

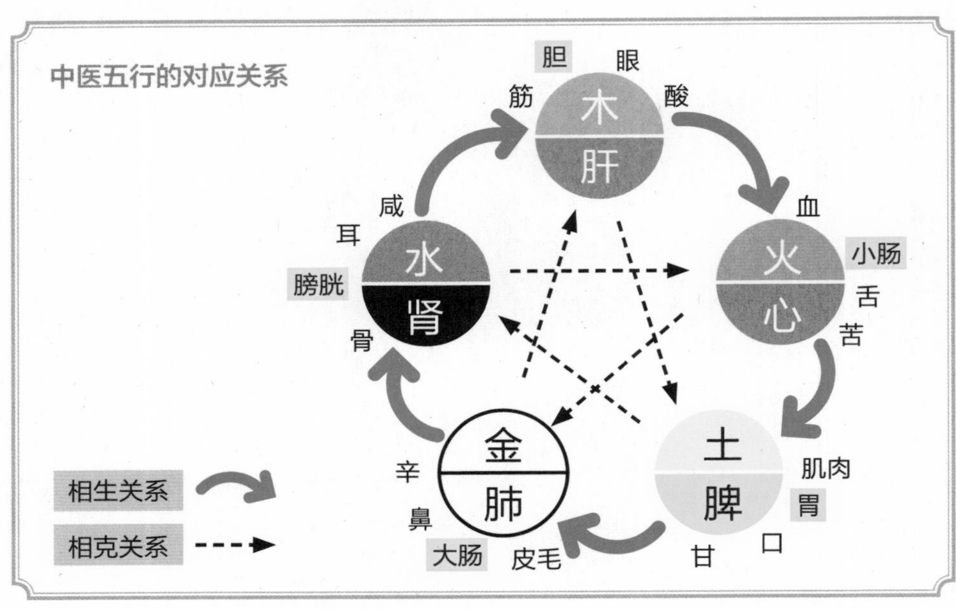

了解经络，睡对时间

中医的经络学是一门深奥的学问。人体经络除了手三阳经（手太阳小肠经、手阳明大肠经、手少阳三焦经）、手三阴经（手太阴肺经、手少阴心经、手厥阴心包经）、足三阴经（足太阴脾经、足少阴肾经、足厥阴肝经）、足三阳经（足太阳膀胱经、足阳明胃经、足少阳胆经）之外，还有奇经八脉（任脉、督脉、冲脉、带脉、阳维脉、阴维脉、阳跷脉、阴跷脉）以及其他各种络脉。

经络在人体中可说是无所不到，不同经络有不同走向。从经络入手治疗，很多疾病都能取得良好的效果。以缓解疼痛为例，胃痛可取足阳明胃经的“足三里”穴；头痛可依部位的不同，取手阳明大肠经的“合谷”穴或足厥阴肝经的“太冲”穴。

经络在特定时间段会有所谓的“旺时”。“旺时”是指在这个时间段有较多的气血通过这条经络。当然其他时间段也有气血在走，只是在旺时，行走于此经络的气血会较其他时间段来得更多。因此要特别注意旺时不要让外在因素干扰经络气血的运行。

中医一再提醒大家，尽量在晚上11点前睡觉，主要是因为胆经的旺时为夜间11点至凌晨1点，肝经的旺时为凌晨1点至3点，胆、肝在五行中属木（“木”代表万物萌动，充满生机），主人体阳气的生发。因此，要让小孩长得又高又壮，就要在晚上11点以前入睡，这有利于阳气的养护。肝经从脚走到头，除了经过肝、胆之外，也经过生殖系统和乳房，最终与督脉汇合于头顶，掌管的人体功能非常广泛。

让人惊讶的是，现代医学也发现在晚上11点至凌晨1点，小孩会分泌较多的生长激素，对发育有很好的帮助。可见，传承千年的中医养生观念，与现代医学不谋而合，这是古老的中医令人佩服之处。

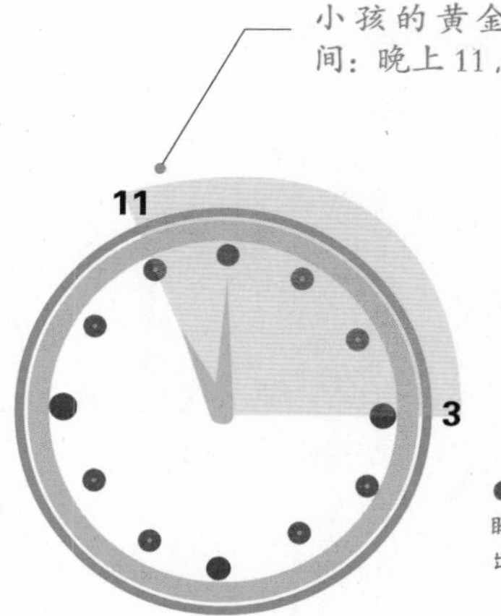

●要让小孩长得又高又壮，应尽量在晚上11点前睡觉，主要是因为这段时间，小孩身体内会分泌出较多生长激素，对发育有很好的帮助。

习惯看中医的孩子，拥有超强抵抗力

小孩看中医的好处，就在于中医可协助改善体质，增强抵抗力。

中医疗法的特点

中药药性温和又有效果

门诊中很多家长从小看中医长大，现在他们也习惯让孩子看中医。临床观察，这类小孩对于外感疾病的抵抗力比较强，原因主要在于中药较温和，且以改善体质为主，能达到很好的治疗效果。我本人也是从小看中医，现在当了中医师，仍旧每天利用中医方法做自我保健，甚至自己为自己针灸。现在网络发达，医师开什么药都能查得到，我比较担心的是病人对中医了解不够而产生误会，甚至失去信心。中药是一门利器，了解它，运用它，便能治疗疾病；不了解它，误用它，就可能被误伤。

利用穴位按摩，不一定要吃药

很多幼儿常见的症状，其实利用穴位按摩就能有效缓解，不见得非要用药。例如，幼儿胀气可按压“足三里”穴，便秘可按压“阳陵泉”“丰隆”等穴位，突然牙痛时可按“合谷”穴以缓解疼痛。在临床上我见证过太多针灸的神奇效果，尤其是痛症，常常是一“针”见效。

善用食材，一样可以免吃药

中医教我们，只要善用食材，同样可以帮助缓解症状。例如，对于轻微食欲不佳的孩子，妈妈可以从家中现有的食材中寻找，像闻起来香香的肉桂、八角，就有开胃健脾的功效。一煮咖喱，小朋友就特别捧场，原因就在于里头所含的辛香料。香能舒脾，有香味的食物，有醒脾开胃的功效。

事实上，有许多中药本身就是很好的食材，不会有所谓的抗药性或副作用。例如，我们常吃的山药、茯苓、红枣等，不曾听说吃多会有毒性方面的问题。另外，像山楂，是药材也是食材，卤牛肉时加一点，可让肉熟得快，而且有甘甜的滋味。而如果吃太多面食难消化，肚子胀痛，使用神曲、陈皮、萝卜等就能得到缓解。

让中医成为孩子的护航使者

小孩情绪不佳，中药帮助疏肝理气

幼儿看中医好处很多，除了常规疾病的治疗，对于失眠、容易紧张、爱生气的孩子，中医都有办法给予帮助。门诊上曾碰到一个小学三年级小朋友，经常抱怨头痛、肚子痛、睡不好，容易生气、郁闷，这其实是肝经瘀滞或有压力无法排解造成的，只要肝经疏通后即可改善情绪上的问题。所以，对于这位爱生闷气的小病患，我给予疏肝理气的药，肝经疏通了，问题便很快得到改善。

胀气、胃口差，中医协助健脾开胃

又如，临床常见的小朋友胃口差，家长抱怨孩子吃一口在嘴里半天咽不下去，一顿饭要吃好几个小时，这种状况给予健脾开胃的药，快则两星期，慢则一个半月到两个月就能见效。

对于幼儿常见的便秘问题，可选择调整消化系统的药。例如，有助于健脾开胃的神曲，味辛、甘，性温，辛能发散胀气，甘可入脾胃，温可温暖胃肠道，利于开胃。神曲是取青蒿、苍耳、辣蓼、杏仁、赤小豆和白面6种材料，经过发酵、晒干制成的。吃了太多糯米或肉粽感到胀气不适时，服用神曲能够得到有效缓解。

遵医嘱是治疗成功的一大关键

无论是感冒、过敏、扭挫伤等疾病问题，还是孩子成长发育过程中遇到种种的问题，中医都能针对性地给予适当有效的治疗，或是提供种种生活上的建议。

不过，也要提醒家长遵医嘱的重要性。如果生活作息规律不改变，饮食无节制，再好的中医师也束手无策。例如，对于过敏儿，我会不断叮嘱禁止吃冰凉的食物，避免导致肠胃与肺虚寒。唯有遵医嘱，才能改善体质。

适合小孩养脾胃的甘味食物有哪些?

中医所说的甘味食物，通常具有补益脾胃的功效。在这些食物中，首推大枣和山药，还有莲藕、莲子、扁豆、芡实、甘蔗、荸荠、菱角、龙眼、橄榄等。

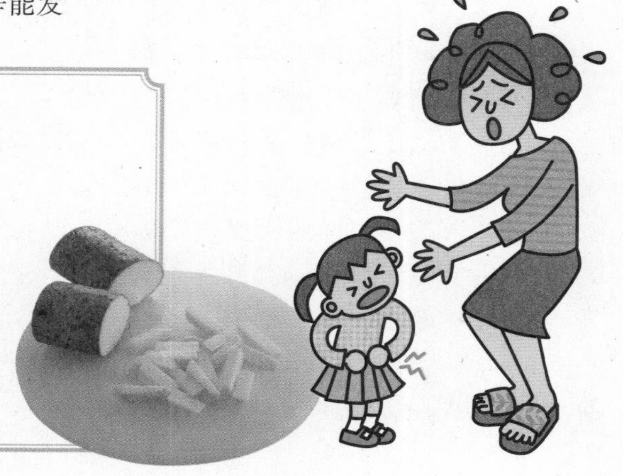

“急症看西医，慢症看中医”是错误的观念

很多人认为急症要看西医，慢症才看中医，其实不见得。事实上，中医对急症也有速效法。

中医治急症的效果被忽视了

以我的经验，除非像骨折或车祸造成的急性损伤，第一时间要由西医进行处理，中医对于很多急性疾病其实有很好的疗效。例如，疼痛不见得非要用西药止痛，中药在这方面就有很好的效果；感冒初期用中医治疗恢复得也很快。

如果症状已拖延一段时间，如久咳不愈，就需要一些时间来调理已经受伤的身体。身体的元气不够，又怎能期望恢复得迅速呢？在这方面中医也有特长。

中药的效果并不慢

“中药的效果较缓慢”，这是很多人错误的见解。中医对某些疾病的治疗是可以马上见到效果的，例如急性扭伤，虽然表现为某个部位疼痛，但疼痛的原因是某处经络不通造成阻滞，治疗时可选择远端取穴，只要让经络顺畅即可得到改善。我会在患处未出现红肿血瘀时马上处理，以避免瘀肿继续扩大。只要把握第一时间立即处理，在瘀肿未形成前，疏通气血，除了可以立即止痛外，扭伤的部位也不会肿得像面包。假如只是给予冰敷，虽然暂时缓解了疼痛，但不解决气滞的状况，可能第二天会肿得更厉害或更痛，这就是血瘀形成了。

中风也一样。中风分小中风、脑梗塞、脑出血。小中风主要是身体内形成眼睛看不到的阻滞，如果发现病人已出现口歪、流口水、眼睛不能闭、步态不稳或反应不灵敏等症状，必须立即处理，先予以化瘀。如果中风发作昏倒，现场没办法了解是哪一种中风，这时候可先做关键穴位的放血，以减少并发症，但必须要由有经验的中医师做处理。

中医对扭伤的处理方法：

1. 不着重于局部。
2. 远处取穴针灸，疏通经络。
3. 着重解决气滞，便能有效避免形成血瘀。

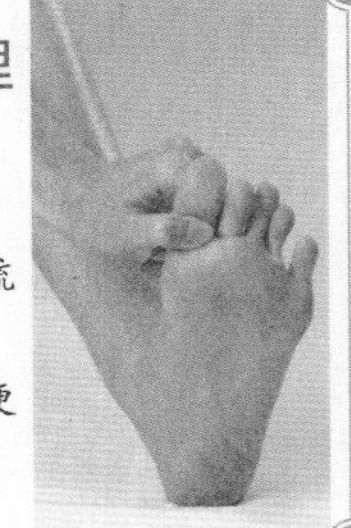

中医急救有特色

我曾在婆婆发生小中风时为她做过及时的治疗。当时她突然反应变得很迟钝，无法正常说话，同时出现嘴歪、眼睛一大一小、走路不稳的状况，我立刻为她做急症处理，先穴位放血，后实施针灸，一周后症状解除，再同时配合疏通血脉的药物做进一步处理。婆婆恢复状况相当好，现在嘴也不歪，反应敏捷，走路正常。

有一次为一位脚扭伤、走路一瘸一拐的小朋友治疗，我选择手部穴位做针灸，小朋友很惊讶地表示，明明是脚受伤为何针手？这就是经络的奥妙之处，选择远端取穴针灸一样会有效果。果然，第二天小朋友已经活蹦乱跳可以打球了。

中医的效果可以说一点也不慢，只要针对证型用对药或选对穴位，可以立即改善，其中以急性痛症最为明显，甚至可以解决西医认为无法处理予以放弃的病症。但也有些疾病的治疗不是中医可以取代的，例如，严重的意外伤害或肿瘤压迫神经造成的急性并发症，就要采用西医疗法处理。

对付幼儿发烧，中医效果好

发烧也一样，并非一定得用西药，中药能起到让病人发汗的效果，进而帮助退烧，而且在对抗病毒方面也有很好的疗效。例如，治疗外感时，以辛凉或辛温药发散解表，可以帮助身体抵抗、驱散外来病菌，并有效歼灭病菌，同时也可以通过发汗，让原本因发烧而升高的体温降到正常温度。

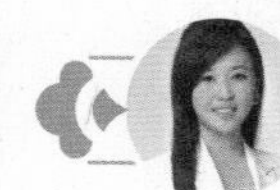

中医妈妈的小叮嘱

小孩出现痰黄、喉咙痛怎么办?

妈妈可取金银花6g、连翘6g、水500mL，煮10分钟，治疗小孩因病毒感染造成的咽喉痛。此茶饮凡是3岁以上的孩子均可饮用。

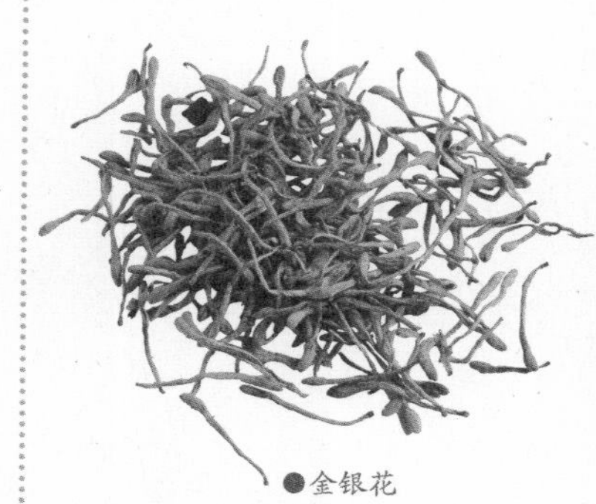

●金银花

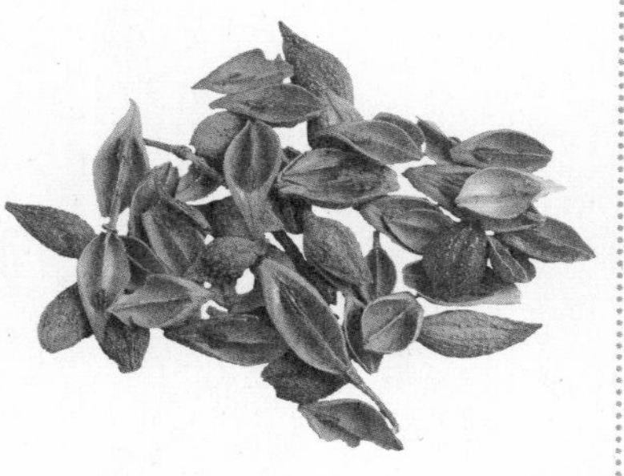

●连翘

过度依赖西药，会破坏孩子的身体内环境

人体是一个小宇宙，每个部分之间都息息相关，就像蝴蝶效应，远处的一个蝴蝶飞舞，也能对自然产生影响。

中医重视全身调和

人体的经络遍布全身，某个部位发生疼痛，有可能是其他部位的经络发生阻滞引起的，只是未被眼睛观察到，但中医通过对经络分部主治规律的分析，就能了解到相关的对应位置，进而做有效的处理。

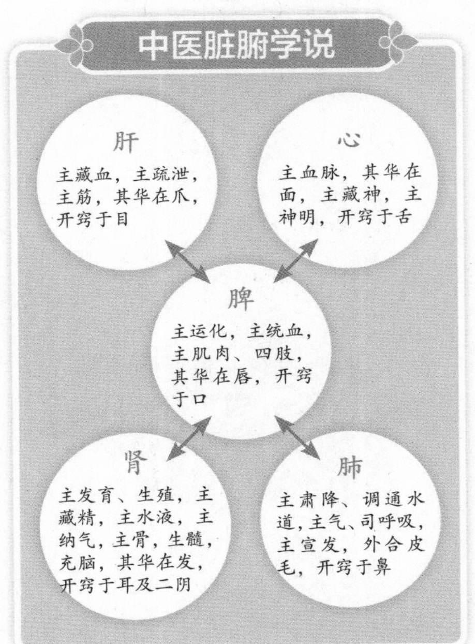

从根本改善身体失衡的内环境

通过药物偏性来调整孩子健康失衡的状态，是中医的一大特色。例如，特别容易感冒的孩子，一定是某些地方比较弱，这时候就要改善它，使其回到原本平衡健康的状态；又如，急性肠胃炎造成的上吐下泻，主要是因为细菌喜爱湿热环境，借由中药祛湿清热，让肠胃道的环境变成细菌不喜欢的环境，便可阻止细菌快速繁殖。改善身体的内环境，其实便是最有效的治疗。

假如只是一味地用药杀死细菌，没有找出症结做根本的处理，所做的都是无用功，而且反复使用一些抗生素还会有产生超级细菌的隐忧，一旦产生抗生素无法杀死的超级细菌，后果不堪设想。

就像有机种植并非是用药杀死害虫，而是饲养害虫的天敌，用自然的方式除虫害，才能确保人们吃得健康。就像《这一生，至少当一次傻瓜》一书中所描述的，主人公利用一物克一物的原理，终于种出不靠化学药物的天然有机苹果，那才是最鲜最甜最健康的滋味。

中医用药因人而异

每个人都是独特的，同样的疾病在不同患者的身上表现出的症状及病情轻重也不同。中医的治疗原则是因人而异，对不同体质的人选择不同的用药及治疗方式，这是中医的一大优点。

中医用药特点

剂量 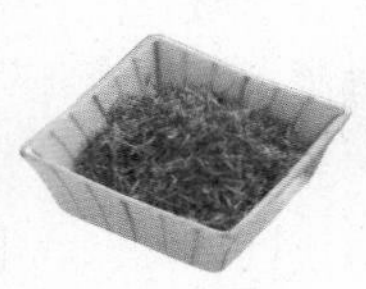	对孩子而言，中医没有固定的药量，所以用药的剂量就有很大的学问。例如，使用红花，剂量的拿捏就必须非常精准。红花可以养血，但是也有活血作用，假如用的剂量太大，会造成人体异常出血，发生危险。
药材部位 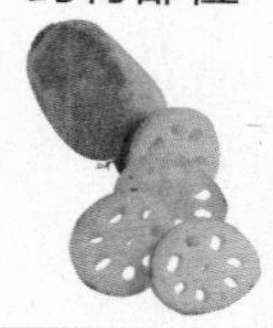	中药材炮制的方式或选用的部位不同，功效上也会有很大差异。例如，莲藕本身有活血通络之效，藕节部位则能够止血；生的莲藕能活血化瘀，熟的莲藕能健脾胃，而莲藕粉则有益气、安神、助眠的功效。
服用时间 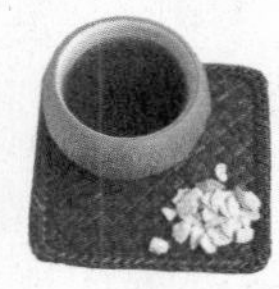	中药服用时间不同，功效也不一样，饭前或饭后吃，自有其道理。例如，治疗脚部疾病的药饭前吃；治疗头部疾病的药饭后吃；补气的药避免睡前吃，以免精神亢奋影响睡眠。
剂型 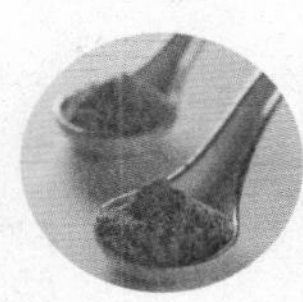	中药剂型会影响功效及起效速度。中药有丸、散、粉、汤等剂型。汤者荡也，是指汤剂能够扫荡病邪，快速起效；散者散也，将药材研磨成粉，药效比汤剂慢；丸者缓也，需长期使用，多用于日常的保养或大病后的调理。治疗孩子的过敏性鼻炎，大多会使用药粉；治疗急性皮肤疾病，如急性荨麻疹，则使用汤剂起效较快。医师会依据孩子疾病的轻重灵活选择不同的剂型。

依疾病、病程选择剂型

选择汤剂或其他剂型，要看是什么疾病。像是卵巢囊肿、椎间盘突出压迫神经可以使用汤剂，不一定要开刀。通常有形瘀滞，如肿瘤或肌瘤，用汤剂效果远比粉剂好。如果是调整体质，或治疗急性肠胃炎，散剂或粉剂疗效更好。

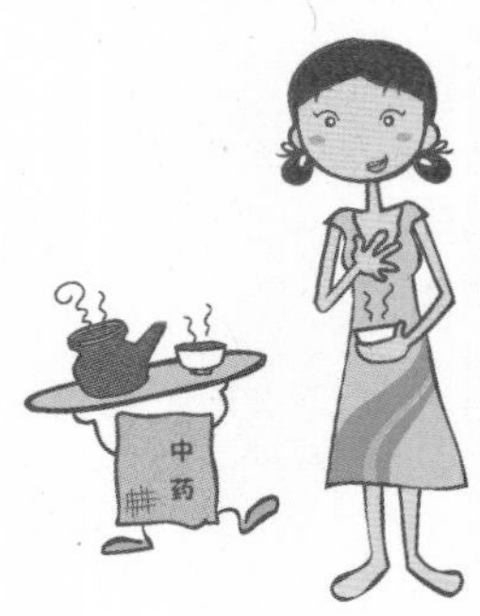

不同疾病因种类、病程不同，选择剂型也会有差别。例如，疾病已治好八成，可接着选择药丸做保养；服用补药时，无论补气或补血，将药材炖煮可加速吸收；像是产后妈妈腰酸背痛，通过汤剂可快速缓解；如果是感冒，可用汤剂或粉剂，如果选择粉剂的话，则每次服药的间隔时间可缩短，一样能快速起效。

不同配伍产生多种疗效

中药不同的配伍会产生不同的疗效，所以中医治疗可以说是通过有限的药材做不同的配伍，进而产生不同的治疗效果。例如，黄芪配当归有补血的效果，而黄芪配山药则健脾力强，由此可见，不同药材搭配所产生的药效就有差异。针灸治疗时，通过不同的配穴或手法也可达到不一样的效果。

医学的技术和烹调的技术某些层面挺相近的，善于治疗的中医师在某个层面就像善于烹调的厨师。厨师会用不同食材做出不同风味的料理，而中医师会依不同病症，选择不同的用药及穴位，以达到满意的治疗效果。而复方的选用，就像调兵遣将一样，可针对敌人（症状或证型）灵活运用，取得胜利。

中医，讲求见树又见林的视野

在治疗上如果只是关注局部，就无法全面地解决问题，而中医强调整体观，认为任何环节之间都是紧密相关的。只有具备见树又见林的视野，才能全面而不失衡地去改善身体出现的问题。

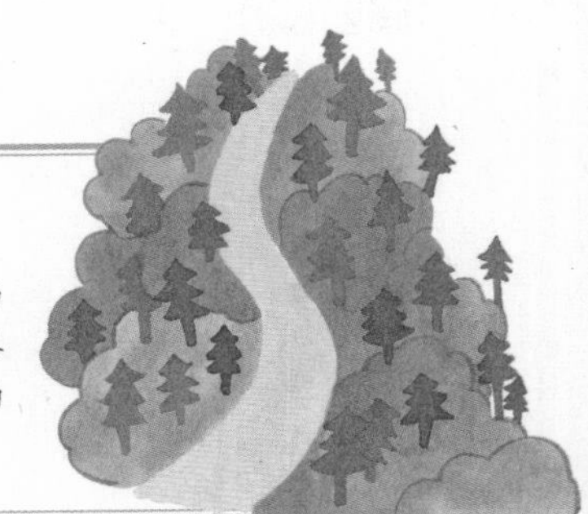

西医对“症”与中医对“证”的差别

西医治疗是对“症”下药，关注局部状态；中医则是对“证”下药，从整体把握病情。如果一位西医师太过依赖仪器检查，往往需通过仪器才能了解病情，那么仪器看不到的部分，或者说虽然机器能看到局部的问题，却无法了解“下游的淤阻往往是上游的水源不够或是河道的弯曲所导致”，虽处理了淤阻，但没处理上游或河道的问题，淤阻还是会反复地出现。

我在临床上曾遇到过一位患有卵巢畸胎瘤的孕妇。她在产检中做超声波迟迟未检出异常，等出现下腹部剧痛时做进一步检查才发现异常。当把焦点放在局部时，就很容易遗漏其他部位。治疗孩子的过敏性鼻炎，西药通常以缓解鼻子痒或流鼻涕的症状为治疗目的，而中医则会针对孩子的体质做调整，如肺气虚寒会造成鼻涕多而清、容易感冒等，这时候通过温养肺气便有助于改善虚性、寒性的体质，进而达到使鼻子不再过敏的目的。

能够避免不必要的开刀

有些病症用西医的观点，除了手术别无选择，但是如果采用中医治疗方法，则不必动手术。例如，手汗症，采用针灸疗法可以有很好的治疗效果，而且不会有代偿性出汗的问题，但是至少要两到三个月的治疗时间，病人要有耐心配合。其他像是孩子的眼疾、意外受伤、肠胃问题，也不一定非要手术才能治疗解决，通常借助中医针药治疗便可得到很好的疗效。

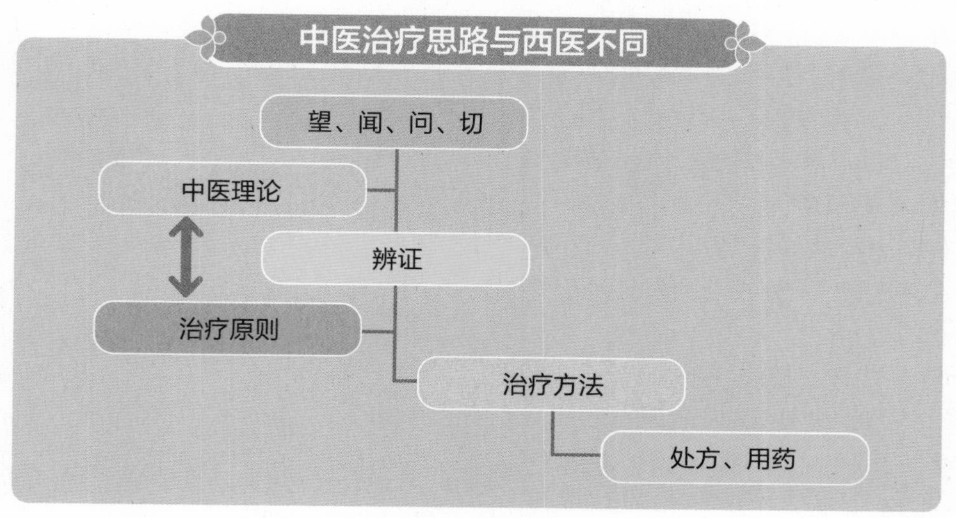

中医疗法作用温和，育儿更安心

中药多吃会伤身或产生副作用吗？这是许多病人的疑虑，更是很多家长的担忧。事实上，中药配伍得宜，副作用非常小，而且疗效更好。

长期吃中药会伤身吗？

中药方有复方和单方，古人发现复方的药会让药物达到比单方更好的功效，而且中药复方有制约或缓解毒性的作用。许多药材经过炮制已降低毒性，只要配伍得当，更能彰显疗效。

中药也分大毒、小毒、无毒

中药所说的“毒”是指药物的偏性。通常用来调理孩子身体的药物，大都是无毒的药性平和的药材，例如山药、莲子、茯苓、桂枝、生姜、芍药、五味子、扁豆等。而在治疗感冒、腹痛、发烧、食欲不振时，也均以性味温和的药材为主。有小毒的药材，如白果，可治疗哮喘、遗尿，生吃才有毒，煮熟后毒性很小。有些药毒性较大，如乌头、附子，但经过炮制（蜜制）和烹煮（久煮）后，会降低毒性，增强药物的治疗效果。

药材经炮制，减小药材副作用

实际上，中医临床使用的药材大多数是无毒的，不了解的人会将大毒的药拿去做动物实验，发现有毒而感到惊恐，却忽略了其治病疗效往往正是在于其毒性。所谓的最小中毒剂量便是产生最大治疗效果的剂量，更何况中医通常使用的是复方而非单方，经过药物配伍后，会制约药物的毒性。

药别	用处
大毒	用于急性病症，只能在短时间内使用。
小毒	主要用于不是很严重的疾病，例如有发炎症状时，可给予清热解毒药，亦属于短时间内的用药。
无毒	用于平时的调理或保养，多用在孩子身上。

药材要经过特别炮制，以降低对人体的副作用。中药的炮制和配伍都历经千年的实践验证，这些是实践后留存下来的宝贝。

例如，有毒性的乌头经过炮制后毒性降低，对寒性的风湿性关节炎有很好的治疗效果。

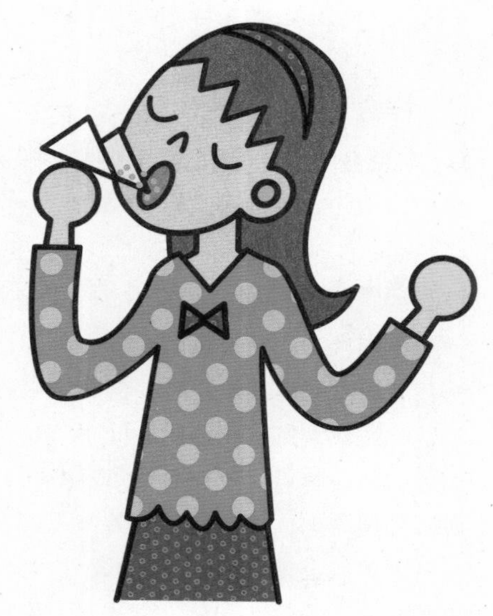

对幼儿疾病的治疗，极少使用毒性药物

中药当中的某些药物必须借助微微的毒性而发挥治疗效果，就如同西医治疗癌症一样，西医采用的靶向治疗，药物毒性很强，却是必要的，只是不适合长期使用。中医所谓“中病即止”指的就是达到治疗目的就要调整用药。凡是具有治疗作用的药物，都有其偏性。只要经治疗症状消失，产生疗效，就可以调整用药，接着再以其他更平和的药物做后续调理。至于小孩的治疗，大多是调整消化系统或免疫系统，这些基本上不会用到有毒性的药物。

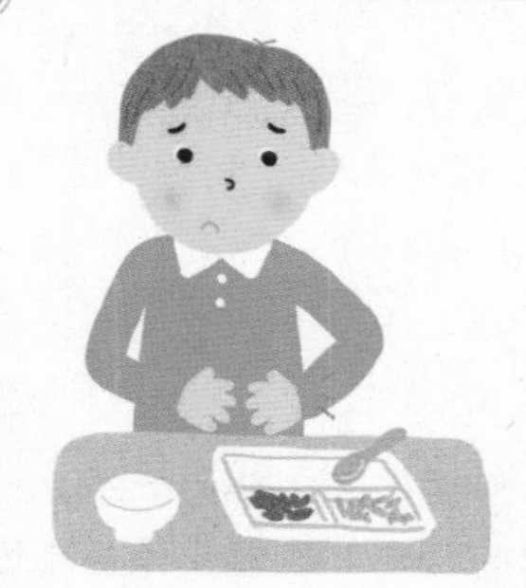

“中病即止”的实际案例

就拿使用成药治疗便秘来说，排便一旦正常后，就要考虑停药。许多人一遇便秘，便不问原因，自行服用泻药，一开始会有效果，久则罔效，原因是泻药伤肠道阴津，津伤则肠道不润滑，大便更难出。大多数便秘是饮食不正常致大便变硬造成的。所以，每天早上起床先喝 300 ~ 500mL 的温开水，多吃含水溶性纤维素高的食物，养成按时运动和定时排便的习惯，才是解决便秘的好方法。

太小的婴儿吃中药好吗？

许多家长问我，婴幼儿可以吃中药吗？我都会回答，以前的人生病时也都吃中药，你我的祖先都是这样长大的。

甘甜药取代苦寒药，婴幼儿接受度高

不同性味的药发挥的疗效不一样，而初期治疗和后续调理选择的药也会有差别。通常苦寒药物使用时间不宜长，以免久服伤脾胃。我在看诊给药时，一般不爱用苦药，苦味药并非效果不好，只是太苦、太寒的药口感较差，这时候可用其他性味的药代替。例如，发炎时多会用到苦寒泻火的药，但也可以用辛凉药物取代。有些看似发炎的疾病，其实完全不用苦寒退火的药便可治愈。

由于我自小就是看中医长大的，因此我主张可以让小孩子在生病时使用中药。在小孩子的用药上我一般会用甘甜的药，除非急性疾病需要，否则尽量避免使用难入口、苦寒的药物，当然最重要的是先做出疾病诊断再作选择。

中药并非想象中那样难入口

有些小朋友不知如何吞药，建议妈妈将药粉加水给服。例如 2 克中药就加 20mL 的水，妈妈可先尝尝味道，吃给孩子看，并多给孩子鼓励，告诉他其实中药并没有想象中那么难吃。

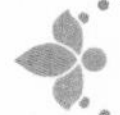

中药五味与功能应用

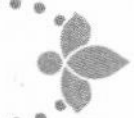

五味	对应脏腑	功能应用
酸	肝	酸能促进消化液的分泌，进而达到开胃进食的效果，例如山楂、乌梅。带酸味的药材也有收涩的效果，对于久咳不愈或尿频的孩子会有帮助，如五味子、山茱萸等。
苦	心	苦味的药多有清热、泻火、解毒的功效，对于细菌性或病毒性感染，如小孩细菌性肠炎、急性腮腺炎等有疗效，如黄连、黄芩、黄柏等。
甘	脾	甘味的药能调和脾胃并能缓解疼痛，如甘草、大枣等。
辛	肺	辛味的药多有发散与通窍的效果。偏于发散的药多能治疗小儿感冒，如麻黄、桂枝、紫苏等；偏于通窍的药则能改善小孩鼻塞的现象，如辛夷、白芷等。
咸	肾	咸味的药能引药入肾经，有软坚散结的效果，如海藻、昆布、牡蛎壳等，有助于消散淋巴结肿大、疝气、乳腺结节、卵巢囊肿等。

婴儿需要把脉吗?

古代称儿科为哑科，指的是对不会表达的婴儿，你问他话，他根本不会回答，中医无法进行问诊，但是可以借助医师敏锐的观察力进行望诊，观察小孩的发色、脸色，以及手指头、四肢的颜色和外在状态，甚至询问家长小孩大便的颜色、排便次数等等。还有婴儿的姿势，是握拳还是放手，活动力如何，这些都是看诊的重要细节。

通常情况下，婴儿的问题大多偏向于消化系统、呼吸系统或是皮肤方面的疾病，包括脂溢性皮炎、湿疹等，这类疾病通过望诊就可以诊断。

很多病人一进门诊就要求医师把脉。其实正确的顺序应该是“望、闻、问、切”，切诊（把脉）是要放在最后的。若一位中医师花很多时间问诊，说明他是个非常认真和细心的好中医。一些病人认为中医借助把脉就能看出自己的问题，并以此来判断医师的功力，把看中医当成算病或算命，这种做法是不合适的。大家要树立正确的就医观念。

中医四诊步骤

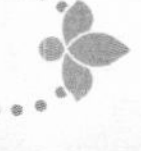

四诊	主要内容
第一步 望	观察孩子头发的颜色、脸色，以及手指、指甲、躯体等部位的颜色；观察孩子的精神状态。
第二步 闻	闻孩子的气味，例如，一说话口气很重，可能有肠胃道问题；听孩子说话的声音，如声音有力或无力，快或慢等，都要仔细去听。
第三步 问	孩子的生活作息、排便情形、有哪些病史、目前在吃什么药等等，都要让医师知道。
第四步 切	通过把脉，确认之前医师的判断是否正确，并了解五脏六腑是否有特别弱的地方。例如，有些孩子的症状看起来是实热证，脸发红，多汗，摸起来身体是烫的，但是很怕冷，实际上属于真寒假热，这时候就要通过切诊做进一步确认。

要耐心接受治疗

举例来讲，治疗过敏性鼻炎，中药的效果很快，但是病人往往没有症状后就自行停药，或是生活饮食习惯不改，仍旧冰冷的食物不离口，就会造成疾病反复发作。要想根治痼疾一定要遵照医师的医嘱，不间断地用一段时间药。不要忘了，体质的改变都是日积月累形成的，要彻底改善体质也需要给身体一段时间。

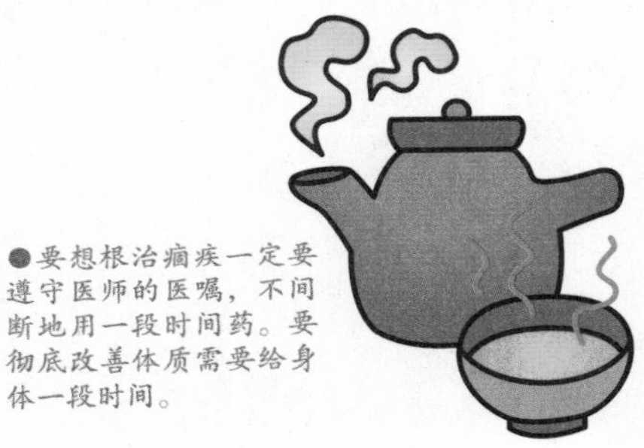

●要想根治痼疾一定要遵守医师的医嘱，不间断地用一段时间药。要彻底改善体质需要给身体一段时间。

有些急性疾病只要用药后症状消失即可停止用药，例如吃坏肚子、突然的肚子疼，以及小朋友常见的汗疱疹。但是，许多慢性病最重要的就是要有耐心地用药，像急性荨麻疹非短时间造成的，是长时间累积才爆发的，所以治疗需要的时间也会变长。至于用药时间的长短则与患病的时间和个人气血的状况相关，每个人痊愈所需的时间都是不同的，这方面可事先询问医师。

寻求中医治疗，必须给身体一段时间，尤其是痼疾很难在一两个星期内就能根治好。但若是突发的、以往没有的疾病，特别是疼痛，治疗后是可以立即缓解的，例如闪到腰、落枕、脚扭伤、针眼（麦粒肿）等。

治疗贵在有恒

常常有住得很远的患者，突然出现在我的诊所，像之前有瑞士的，最近的一次来自美国，趁着暑期空当回台湾地区治疗。但我总是觉得，有的疾病并不是短期可以见效，如果不持续治疗，疗效是会打折的。所以当有人在网上给我留言要远道而来诊治时，我会请其慎重考虑，如果要治疗就要有毅力，要不然请就近寻找合适的医师。

这么说的最重要的原因在于，我的老师钟永祥医师曾对一名强直性脊柱炎患者说："你这种病要每天来针灸，如果你无法配合，那就不用来治疗！"当时，我在老师的身边，觉得患者很可怜，已经得了这种折磨人的疼痛疾病，却还得每天来治疗，难道不能两天或三天一次吗？后来钟老说："如果你要帮他治疗，就是希望能够帮他针灸，这样的疾病必须天天针灸才会有效果，如果他没好，对他自己不好，对医师也不好。不遵守医嘱的患者，疾病不会痊愈，却会到处说你的医治无效！"

钟老行医一辈子，对我们后生的谆谆教诲，其实既是为了患者也是为了我们。行医重缘分，若是遇到了合适的好医师，请好好遵守他的医嘱，疾病才能真正痊愈。

中医缺乏科学依据吗？

现代人一切都讲究科学，而中医是相当科学的，它是经过长久的观察和时间的考验淬炼出的精华。

很多人质疑中医强调的“气”根本就看不到。事实上虽然看不到气，却能感觉得到，这在进行针灸时就会有明显的体会，在为病人用针时，病人能很清楚地感觉到气的运行。

许多国家的专家用现代仪器验证，已证明中医理论是有科学根据的。在中国就有很多关于经络的研究，发现穴位有它的特色，具有低电阻性，而通过电阻测量和高震动音试验，发现人体确实有穴位点，并且有一定的走向。例如，关于胃经在足部的走向，历代医家持不同的看法，但经过现代仪器的测量发现，胃经在足部的走向居然和中国最古老的医书《内经》里的记载相同，让人不禁赞叹。中医学在 2000 年前就将许多治疗理论奠定下来，尽管时间在变，但治疗方式是历久弥新。

大量资料显示，人体经络其实具有“隐性循经感传”的特点，并普遍存在于 95% 以上的人群中，其宽度约 1 ~ 3mm，且位置稳定不变，与 14 条主要经脉线相吻合。

这些复杂深奥的人体经络与穴位，中医早在 2000 年前就已知道，这也是让现代人感到不可思议的地方：为何古人在当时科技水平极其落后的状况下，能精密地标出人体的经络与穴位？

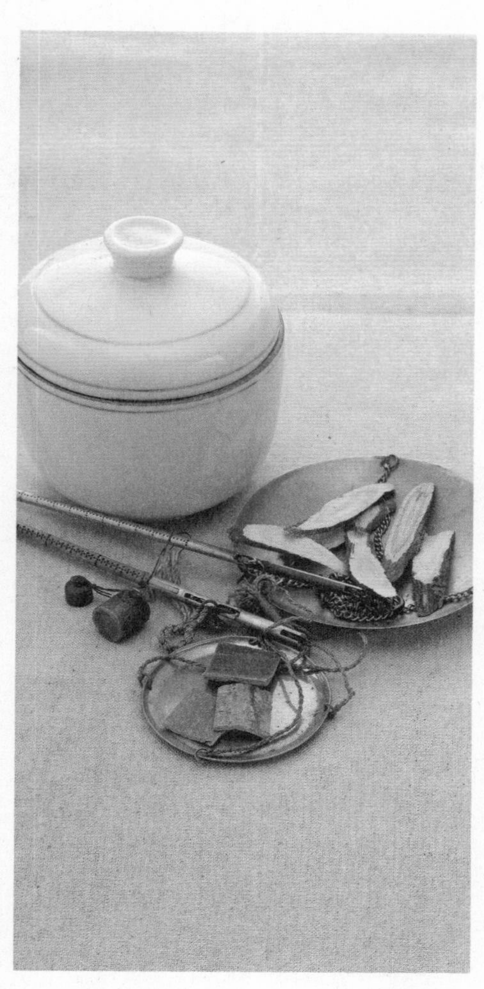

第二章

孩子的 11 种常见不适，对症治疗才有效

照顾孩子所遇到的问题，让父母头疼，比如，便秘、过敏、感冒、发烧、成长发育慢，无一不让父母担心！本章撷取父母关心的育儿 11 个问题进行讲解，帮助父母对病症建立正确的观念，并介绍了对症的图解穴位按摩方法，即便是急症，也可按图索骥，应急处置。此外，许多天然食材具有神奇的疗效，因此本章整理出针对各病症超有效的茶饮药膳方供父母选用。中医讲求治本之道，这些方法既可协助孩子调整体质，增强抵抗力，又能达到很好的治疗效果。拥有两个孩子的中医师妈妈李思仪，以她个人育儿的亲身经验，教你养育出吃得好、睡得饱、不生病的健康宝宝。孩子身体好了，情绪也会变好，当个快乐好小孩，如此亲子关系更融洽！

头部

头痛

引发孩子头痛的原因有很多，眼睛、牙齿、鼻子、耳朵的疾病，感冒，甚至压力，都会引起孩子头部不舒服。家长务必详查原因，不要一味指责。

头痛并非全是孩子逃避的借口

小朋友一早就喊头痛，哭叫着：“头好痛不想上学！”妈妈气冲冲地回她：“别想偷懒找借口！”最后小朋友还是得乖乖地上学。

家长总认为孩子在要上学、写功课时喊头痛、肚子痛，根本就是借口。真是如此吗？有些人认为孩子生活无忧无虑，哪可能会头痛。事实上头痛并非大人的专利，眼睛、牙齿、鼻子、耳朵的疾病，感冒，甚至压力，都会让孩子出现头痛，家长必须仔细观察并找出原因。

孩子喊头痛，家长更“头痛”！

每个人都有过头痛的经历吧。很多人以为头痛多发生在大人身上，事实上小孩一样会有头痛的问题。孩子的头痛如果被忽视，严重时很可能会留下难以挽救的后遗症，所以小朋友喊头痛时，家长可得多加观察，因为这是一种报警信号。

如果只是偶发性的头痛，不痛之后活动、食欲都很正常，通常不必过于忧虑。但若是持续性（时间较长，且有越来越痛的趋势）的头痛，伴有发烧或活动力降低、食欲减退，甚至出现颈部僵硬、恶心呕吐、平衡感出现问题，则提示有严重脑病，如脑炎、脑瘤。

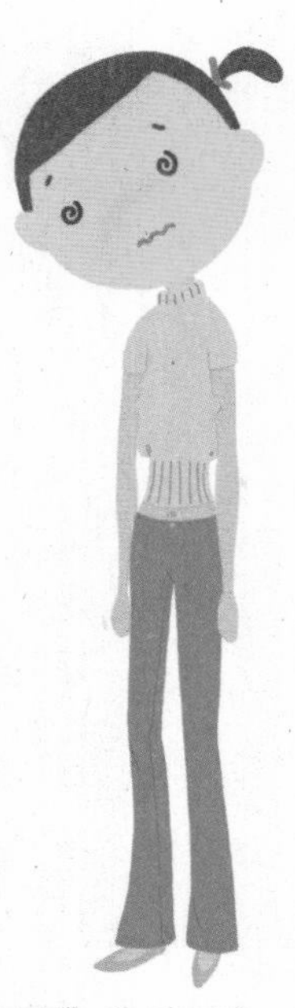

头痛，有可能是“五官”生病了！

大多数头痛和大脑没有绝对的关系。小朋友头痛多半是鼻子、眼睛或牙齿出现了问题：鼻子过敏会引起前额胀痛，眼睛近视或散光会引起头两侧及前额紧痛，感冒则多出现后头痛或整个头闷重不舒服，蛀牙严重时也会引起头痛。此外，中耳炎除了引发耳朵不舒服之外，也可能引起头痛。

头痛原因需明辨，压力也会引发头痛！

压力太大会导致头痛。小朋友也会有压力问题吗？当然，无论大人或小孩，人体是不能没有压力的，但若是压力过大，身体也会抗议。

一旦压力过大，必须学会减压，有了减压方式，才能承受压力。减压方式包括：

●培养爱好。亲子共同游戏、阅读一些励志小说或伟人传记，或借助画画转换情境，也可抽空看场电影等等。

●运动。运动可以刺激内啡肽释放，有效减压。

●聊天。有不定期亲子亲密聊天的时光，或带孩子写写日记、画画等。

●按摩。按摩合谷、太冲穴，能让头痛得到缓解。

是真的痛，还是想逃避？

孩子老是喊头痛，到底是不想上学还是真的头痛？其实心理的障碍会造成身体的病痛，身心是会互相影响的。有可能一开始不是真的头痛，但若是心理问题没有得到解决，久了就会成为真的头痛了。

小孩“偏头痛”多与遗传有关

我目前接触到的大多数是从小学就开始出现胃痛或失眠的小病人，很少见到小孩子会偏头痛。但曾有病人因基底型偏头痛求诊，她说是从小就开始头痛，天气闷热时她会觉得头晕，天气冷时她会觉得头痛，一痛起来往往无法上学。

基底型偏头痛属于有遗传倾向的头痛，常常会突然发生剧烈头痛，有时也会在闷热环境下感到头晕，大多是头痛、头晕两者交替发生。因此，妈妈若发现孩子（尤其小女孩）的头一会疼一会儿晕，就应该去医院检查是不是基底型偏头痛造成的。这种头痛常见的诱因为：食用了大量巧克力、橙子汁、乳酪，有的成人喝过红酒后也可能引发头痛。

偏头痛要忌口的食物

基底型偏头痛的孩子平常要忌吃乳酪、巧克力、西红柿、橙子等，因为这些食物都含有一种特别的氨基酸，容易刺激血管不正常地收缩，导致偏头痛发作。

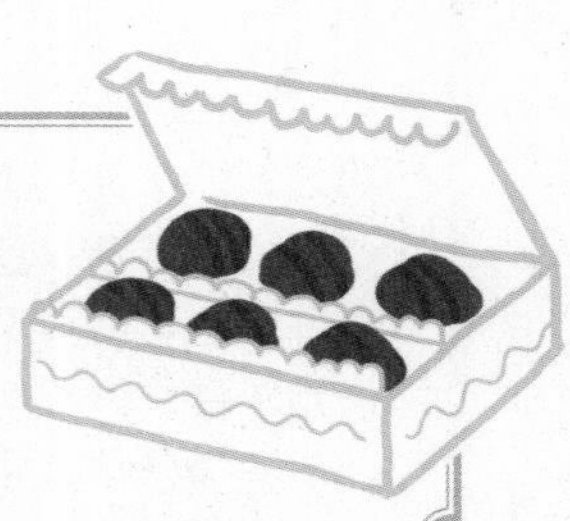

头痛背后所代表的隐性含义

头痛可能是身体的某些脏腑或经络所过之处出现了问题，绝不是服用止痛药就能从根本上解决的，而是要查明为何会发生疼痛，进而去解决疼痛的源头。疼痛也是身体提醒自己的一种保护机制。小问题若不及时处理，等到变成了大问题，才真正让人“头痛”！

好比您的爱车如果在行进途中出现了奇怪的声音，这时就应找个可以停靠之处好好检查一番。身体的疼痛亦如此，不同部位的疼痛有不同的含义，疼痛的形式与时间所传达的信息也有差异，细细倾听身体的声音，好过吞下各式各样的保健品或止痛药。

身为一名医师，除了能为病人解决病痛的困扰，传达给病人健康的理念之外，还必须告诉大众，如何预防疾病发生，我想这是更有意义的。

妈妈必学 缓解头痛的茶饮

葛根白芍茶

药材： 葛根 9g, 白芍药 9g, 炙甘草 9g, 新鲜薄荷叶 6 ~ 9 片 (或干薄荷叶 1.5g)。

做法： 将药材加入 700mL 的热水，浸泡 15 分钟即可。要注意薄荷叶必须最后放，稍微闷一下就可以。

功效： 能缓解因情绪紧张、压力大引起的头痛。小朋友感冒初期头痛时也可以服用。

适用年龄： 6 岁以上；6 岁以下的孩子建议由医师辨证后再使用。

小提醒： 6 ~ 9 岁小朋友每次喝 150 ~ 200mL，早晚各一次，也可以早、中、晚各一次。大人则建议早上一次喝完，同一份药材留到晚上再煮一次，但是必须先将薄荷叶取出，最后再放。

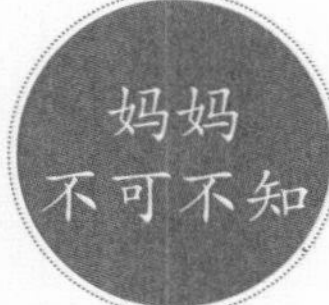

缓解头痛的穴位按摩

穴　　位：太冲

穴位寻找： 太冲穴位于足背侧，第 1、2 跖骨间，跖骨底结合部前方凹陷中。

功　　效： 压力引起的头痛，可按摩肝经的太冲穴。

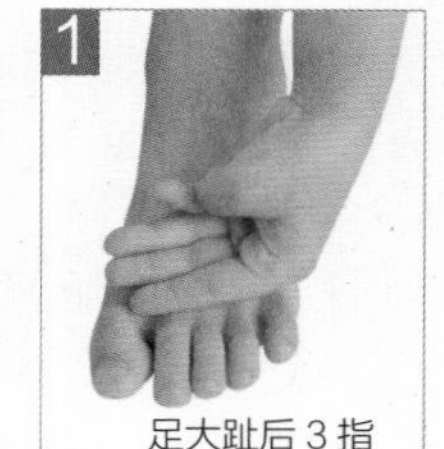
足大趾后 3 指

穴　　位：合谷

穴位寻找： 在手背虎口部位，第 2 掌骨桡侧的中点处。

功　　效： 若无法区分哪个部位疼痛，可按摩合谷穴。合谷穴是一个止痛要穴，无论对头痛、经痛或腹泻时的肚子痛，都有改善效果。

合谷穴

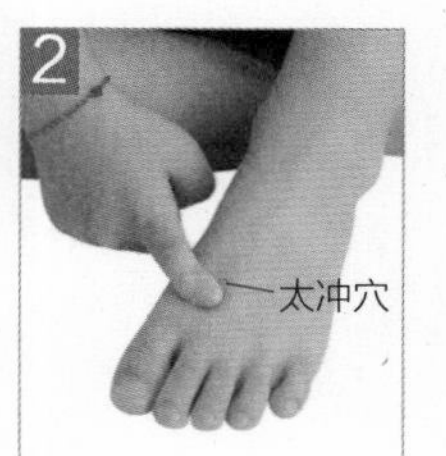

小提醒： 只要头部不舒服就可按这两个穴，不限时间。太冲穴可用圆珠笔按压，合谷穴只需用手压。家人帮助按压效果会更好，因为小朋友自己按很容易因怕痛而不敢用力。小朋友皮肤较细嫩，按压前可先擦点乳液。

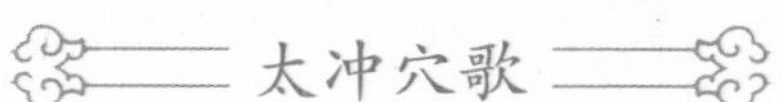

太冲穴歌

太冲足大趾，节后二寸中，动脉知生死，能医惊痫风，咽喉并心胀，两足不能动，七疝偏坠肿，眼目似云朦，亦能疗腰痛，针下有神功。

【注】太冲穴，其穴在足大趾本节后二寸陷中。动脉应手，病者有此脉生，无此脉者死。主治急慢惊风，羊痫风证，咽喉疼痛，心腋胀满，寒湿脚气痛，行步难，小腹疝气，偏坠疼痛，两目昏暗，腰背疼痛等症。

合谷穴歌

合谷在虎口，两指歧骨间，头疼并面肿，疟病热还寒，体热身汗出，目暗视茫然，齿龋鼻衄血，口噤不能言，针入深三分，能令人病安。

【注】合谷穴，其穴在手大指与次指歧骨间陷中。主治偏正头疼，面目浮肿，疟疾寒热，身体发热，汗不收，目翳视物不明，齿蠹朽痛，鼻中流血不止，口噤不开等症。

头部

头晕

头晕代表身体较虚，通常表现为气虚、血虚。

气虚、血虚容易造成头晕

一般情况下，小朋友的体温较成人高，但有些小朋友常常手脚冰冷，这主要是因为气虚。我在临床上发现这样的孩子通常肠胃功能较差，或是有过敏体质。

血虚病人常见于先天性贫血（如地中海贫血）或血红蛋白不足，病人脸色较苍白，容易怕热、怕冷，晚上睡觉容易盗汗。

小朋友头晕，是不是长了脑瘤？

小朋友一头晕，紧张的家长总会联想到是不是长脑瘤。单纯头晕和长脑瘤没有太大关系，但如果头晕加上肢体运动不平衡，走路容易跌倒或撞到东西，就要怀疑是脑内肿瘤压迫神经造成的。

脑瘤会出现头痛，这种痛往往是剧痛难忍，疼到痛哭，甚至在地上打滚，并且还可能伴有喷射状的呕吐，吐的量很多，而且通常发生在清晨，多与肿瘤压迫呕吐中枢有关。

孩子气虚和血虚的差异

虚症	症状
气虚	主要表现为头晕、走路快时或爬楼梯时易喘、常起床后仍疲累欲眠等。小孩最常见气虚，主要表现为脾气不足或脾气虚寒以及先天肾气不足，出现夜尿多、尿床、发育迟缓等。
血虚	主要表现为头晕眼花、心悸失眠、手足发麻、面色苍白或萎黄等。在内、外、妇、儿各科病症中都可以见到血虚的证候，但小孩子较少出现血虚问题。

善用食疗，缓解头晕

慢性轻度的头晕，从中医角度来看，其实可从改善饮食入手达到治疗的目的。曾有个病例，一位小女孩初经来潮后经常贫血头晕，给予“加味四物汤”治疗，一个月后头晕症状消失。“四物”是很好的补血药材，月经后可喝 5 ~ 7 天，平时可多吃樱桃、葡萄等有补血功效的食物。

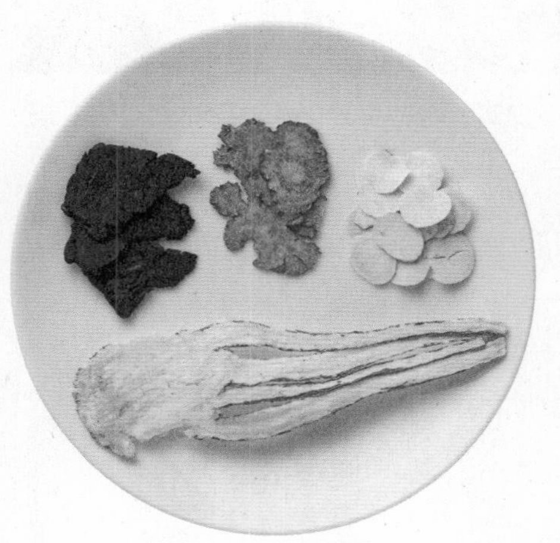

四物：熟地、当归、白芍、川芎。

很多人不喜欢“四物”的味道，希望选择无色无味、处理过的中药水剂或保健食品，但是研究发现，中药经过无色无味处理之后，治疗效果会大幅降低。

每种药材都有它的“性味”。“性”是药材的“脾气”，如偏寒性的药材，可以纠正热性的疾病；而不同的“味”也有不同的治疗效果，例如，“芍药甘草汤”所含的甘味可入脾经，有调和脾胃，缓解头痛、经痛等效果。因此，药材的性味是去不得的！

辛香料有助缓解情绪

以头晕为例，若孩子压力大，就容易经气郁滞，造成头晕、胸闷、烦躁、提不起劲。这时吃点辛香物会有帮助，辛能散结，香可开窍、醒脾。这就是为何情绪不好时会想闻点香气，或吃点香料。

白豆蔻、肉桂、桂枝、花椒等香料都有助于开胃、舒缓心情。但这些香料多属大热的药，吃多容易流鼻血、长痘痘。建议心情不好、头晕、头痛的时候，适当利用身边一些食材帮助改善。例如，薄荷可疏肝解郁，玫瑰可让心情愉悦，肉桂粉可起到放松作用，卤肉食时加点桂枝或咖喱等，也都有很好的放松效果。

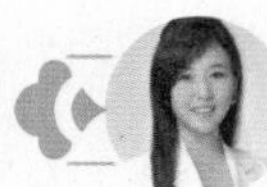

中医妈妈的小叮嘱

有规律的运动、质量良好的睡眠，都可以使头晕得到改善，并且让压力得到缓解，心情得到放松。

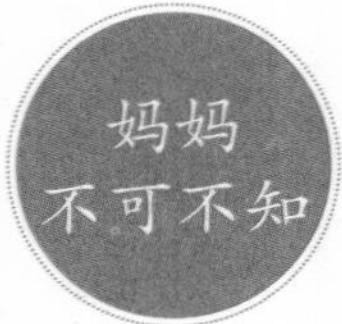

缓解头晕的穴位按摩

百会穴

穴　　位：百会

穴位寻找：双耳最尖处往上延伸，与鼻子往上延伸会合的点就是“百会穴”，属督脉的穴位，督脉与六阳经有交会，所以能补全身的阳气。

功　　效：百会具有提补阳气的功效，能治疗头晕、中风、小儿急慢惊风。睡眠中发生抽筋时，按此穴有镇静止痉作用。对癫痫发作、严重痔疮、产后子宫下垂等，也可以多按摩或针灸百会穴加以缓解。

小提醒：若有头晕问题，平时就应该多按百会穴，最好早、中、晚各一次，不要等症状出现了再按压。按摩时应避免饭后进行，建议用餐后过一段时间再按。

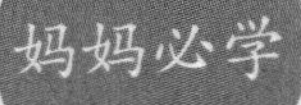

改善血虚的药膳

建议血虚的孩子冬天适度进补。妈妈可以煮“当归生姜羊肉汤”，此汤适合全家人食用。

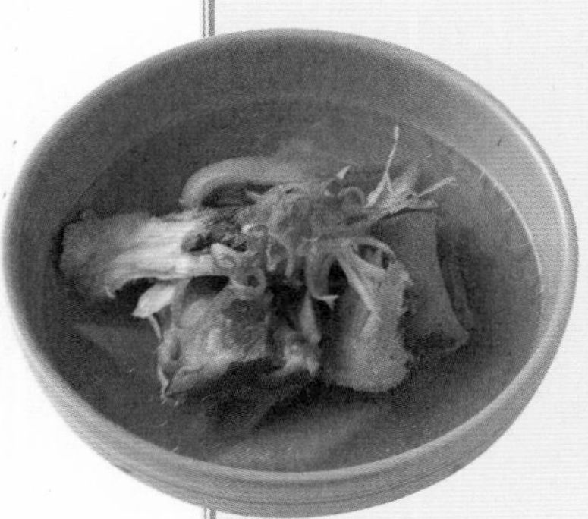

当归生姜羊肉汤

食材：当归 6g，羊肉 500 ~ 1000g，生姜 7 ~ 9 片（特别容易手脚冰冷者可放 10 片），米酒适量。

做法：将羊肉焯水，加生姜一起炖，等羊肉煮软，起锅前再放当归煮 2 ~ 3 分钟即可，不需调味。

功效：补血虚，改善手脚冰冷，缓解腹痛。

适合年龄：1 岁以上的孩子便可服用这道药膳，1 ~ 2 星期服用 1 ~ 2 次，但米酒加 5mL 即可。

妈妈必学 改善气虚和血虚的茶饮

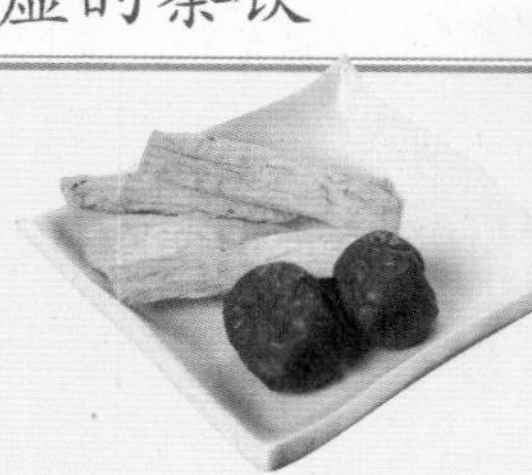

气虚茶饮

药材：党参 15g，红枣 6 枚。

做法：上述药材加 700mL 的水，小火煮 10 分钟，当茶饮。一日可煮两次，但要避免晚上服用。

功效：补气提神，提高孩子的专注力。

适合年龄：2 岁以上的孩子便可饮用，但 2 ~ 6 岁孩子的饮用量为每天 100mL，6 岁以上的孩子则为每天 300mL。

小提醒：感冒时不适合饮用。

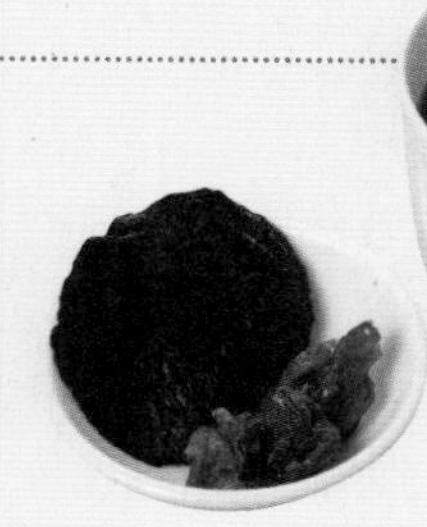

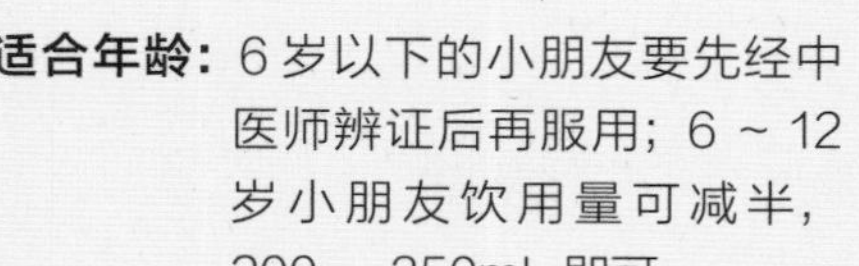

血虚茶饮

药材：熟地 10g，龙眼 9g。

做法：上述药材加入 700mL 的水，小火煮 10 分钟即可，当茶饮。

功效：熟地、龙眼皆属补血药材，适合血虚的孩子服用。如果本身容易腹泻，建议一周喝 1 ~ 2 次（因为养血药有润肠的效果）。

适合年龄：6 岁以下的小朋友要先经中医师辨证后再服用；6 ~ 12 岁小朋友饮用量可减半，200 ~ 350mL 即可。

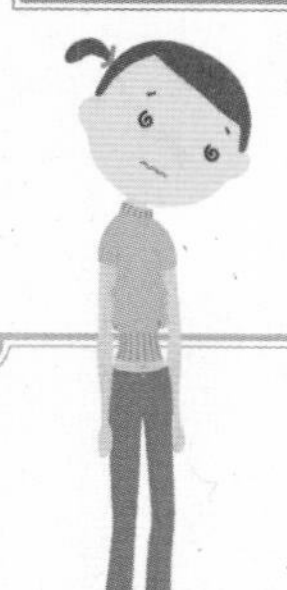

因压力、姿势引起的头晕、头痛，较少发生在小朋友身上，小朋友大多会因为感冒而引起头晕、头痛，在表达时多半会说自己头重重的、晕晕的，这时候就要怀疑可能是感冒引起的。

眼 睛

近视

孩子才上幼儿园，视力就开始出问题，妈妈好担心。因为自己和老公都是近视，生怕小宝贝受遗传影响，所以去看了眼科医师。结果医生不外乎强调避免长时间看电视、电脑，光线要充足，并且要多运动。但是除了这些，难道就没有更积极的方式吗?

中医治疗，对假性近视很有效!

眼睛是心灵之窗。如何预防孩子罹患近视，是每个家长必须重视的课题。当下学生患近视的概率逐年攀升。罹患近视的年龄越小，度数增加速度越快，将来发展为高度近视的概率越大，年老时罹患视网膜病变的风险也越大。中医调理，如简易的穴位按摩、茶饮药膳等，可以有效保护眼睛的健康。

中医针灸、穴位按摩，对假性近视有帮助

中医治疗对小朋友的假性近视有一定的效果。假性近视主要是眼睛长期过度使用，使得眼睛周围的肌肉无法放松所导致的。运用中医针灸或按压穴位，对视力的恢复会有帮助，但如果已经成年，效果就会降低。

不只是近视，青光眼眼压过高，或肾精不足造成的眼睛视物模糊、干眼症等，都可以借助中医得到很好的治疗。

治疗期间近视程度就不容易再加深，若是真性近视，除了要定期复诊外，更重要的是回到家要遵从医嘱。假如在家还是长时间看电视、玩电脑、玩手机，继续过度用眼，不加节制，那么再好的治疗也没用。

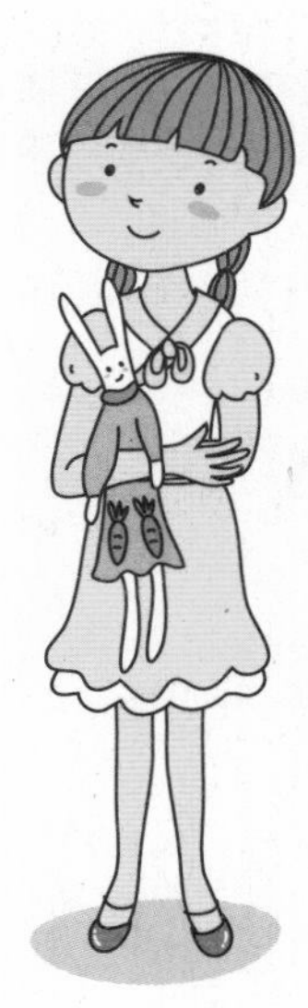

多运动、看远方，预防近视

治疗过程中，近视的度数可以稳定下来，而如果度数不高，也能够慢慢降低。除了接受治疗外，多到户外运动、多看远处，会对视力的提升有很大帮助。记得小时候，父母每星期都会带着我和弟弟一起到兰潭骑自行车，一骑就是一两个小时，所以我和弟弟都没有近视问题。初中时，因为当时喜欢的歌星戴着眼镜显得斯文，所以自己就故意躲在被子里看书，当时傻傻地以为戴着眼镜看起来会更有气质，结果长期不正确的阅读方式导致我出现了近视。但因为近视时间晚，所以度数不高，这一点很庆幸。因为父母亲从小帮我们养成运动习惯，弟弟很幸运拥有一双健康明亮的眼睛。所以，养成健康的运动习惯，平时尽量多看远方的景物，对预防近视有积极的帮助。

相较之下，城市的孩子不像农村孩子那样有足够的休闲、运动场所，所以家长对孩子的视力要特别注意。遗传也是近视的重要因素之一，父母如果都有近视，就必须及早重视孩子的视力问题。

5 个好习惯，培养“亮眼”宝宝

造成近视的主要原因可以用“长时间”“近距离”“用眼不当”等关键词来概括，因此要从改变日常生活中的不良用眼习惯做起，防患于未然。

1. 阅读、写字姿势与时间：与书本距离保持 25 ~ 30 厘米，每隔 40 ~ 50 分钟休息 10 分钟。

2. 看电视的距离与时间：眼睛与电视屏幕之间至少保持 2 米，每隔 30 分钟休息 10 分钟。

3. 书桌的照明设备：台灯放在写字手的对侧前方。

4. 食物营养：多吃胡萝卜、芝麻、菠菜等蔬菜。

5. 多接近大自然：投入青山绿野的怀抱中。

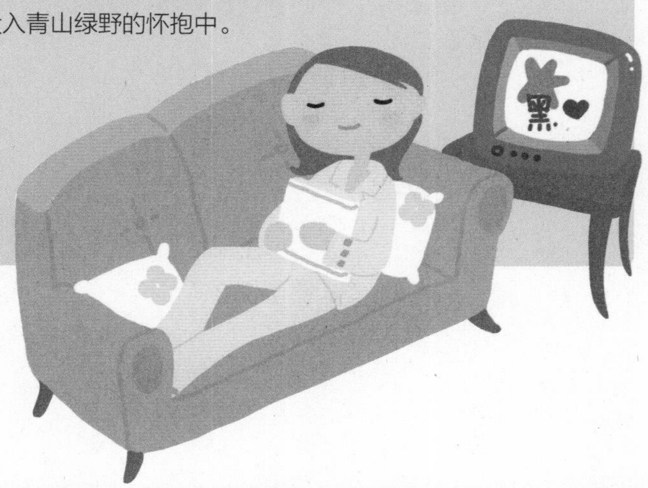

妈妈不可不知 改善近视的穴位按摩

该如何保护好我们的心灵之窗呢？按摩以下几个穴位，有放松眼周肌肉群的效果，并且可以加强眼睛周围的气血循环，达到预防及改善近视的目的。

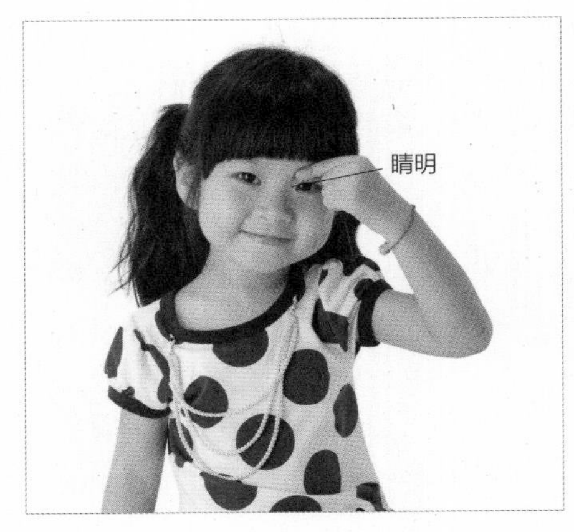

穴　　位： 睛明

穴位寻找： 在眼内眦上方 0.1 寸处，鼻梁骨旁。

功　　效： 又名泪空，为防治各种眼病的主穴，对目赤肿痛、迎风流泪、近视、远视、弱视、视神经萎缩、视网膜炎等有效。

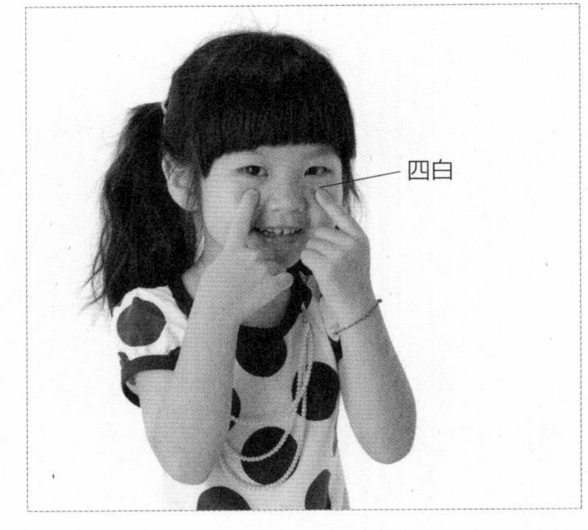

穴　　位： 四白

穴位寻找： 眼睛正视前方，于瞳孔直下，眼眶骨下方（眶下裂孔）取穴处。

功　　效： 主治各种目疾，针之可使视力增强。

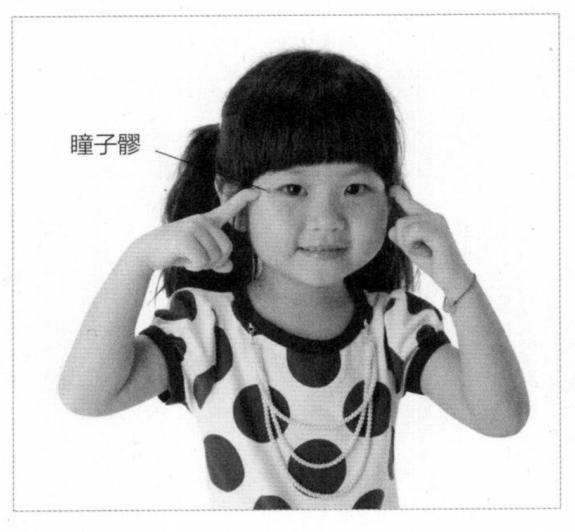

穴　　位： 瞳子髎

穴位寻找： 在目外眦旁 0.5 寸处，即外眼眶凹陷处。

功　　效： 主治结膜炎、角膜炎、视网膜炎、夜盲、视神经萎缩、近视等。

穴　　位： 风池

穴位寻找： 位于枕骨的下方，颈项两侧凹陷处。

功　　效： 适用于眼疾、头痛、感冒等，也可用于调血压。

按压方式： 用食指或大拇指在这些穴位上各按压 1 分钟左右，以画圆圈方式按压，每日 2 次。

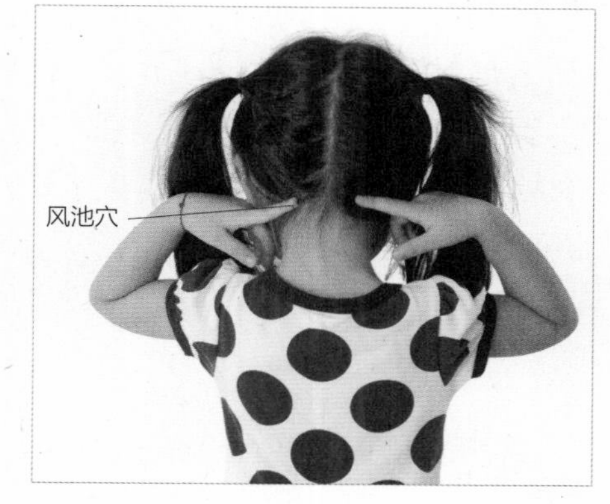

妈妈必学　改善近视的茶饮

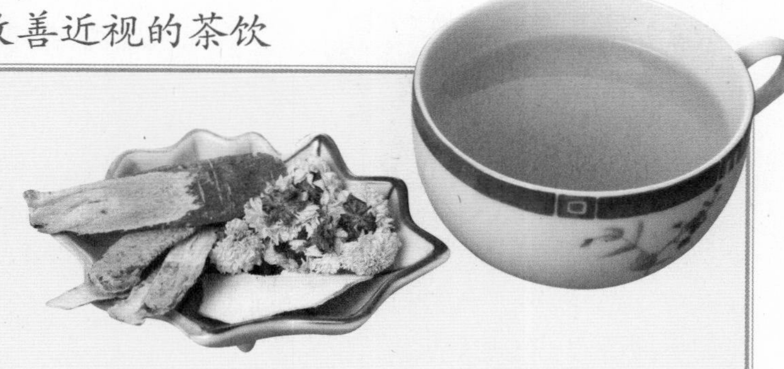

聪明汤

药材： 黄芪 15g，党参 15g，枸杞 10g，决明子 10g，白菊花 3g，葛根 6g，冰糖少许。

做法： 将药材放入药袋中，用 1000mL 的水以小火煮 15 ~ 20 分钟即可。

功效： 补益中气，聪耳明目。

适合年龄： 3 岁以上；6 岁以下必须减半服用。

适合族群： 视力减退、记忆力不足、疲倦头晕者。

小提醒： 最好的饮用时间在白天，感冒时不要喝这道茶饮。

眼 睛

黑眼圈

小孩怎么会出现黑眼圈，相信父母们也惊讶。根据我的观察，这类孩子多半是过敏体质，常常鼻塞、打喷嚏。只要将过敏治好，黑眼圈就能得到改善。

肾气不足会导致黑眼圈

我在门诊上常看到有黑眼圈的小朋友，明明年龄还小，也很少熬夜，却出现了黑眼圈。根据我的观察，这些小朋友多半是过敏体质，常常鼻塞、打喷嚏、揉眼睛，早上起床哈欠连连。只要将过敏治好，黑眼圈就能得到改善。

小朋友肾气太弱，下眼睑会出现一点眼袋，呈现清楚的一条线。这类病人很容易出现水肿或尿频的问题，有些小朋友甚至上小学了仍会经常尿床。若是有这样的情况，建议通过服用补肾益气的中药或采用针灸疗法加以改善。此外，不食偏寒凉的水果也是很重要的，例如瓜类、水果等。

气血循环好才有好气色

树木如果长期处于水土太差的环境，没有定期浇水、松土，润泽度不够，一定长得不茂盛。人体也一样，平时要好好保养，气色、皮肤才会好，如果气色、皮肤差，精神也不好，就代表气血循环出了问题，这时候要看是哪个环节有问题，再做进一步处理。

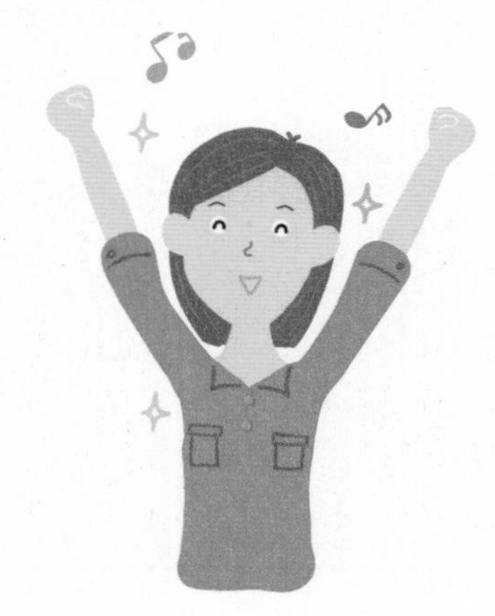

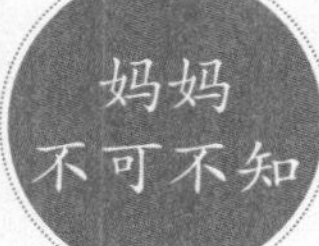

妈妈不可不知

改善黑眼圈的穴位按摩

穴　　位： 迎香

穴位寻找： 在鼻翼外缘中点旁，鼻唇沟中。

功　　效： 过敏小朋友可多按压“迎香穴”，鼻塞可获得改善，黑眼圈也会逐渐消失。按摩时往鼻梁骨推。

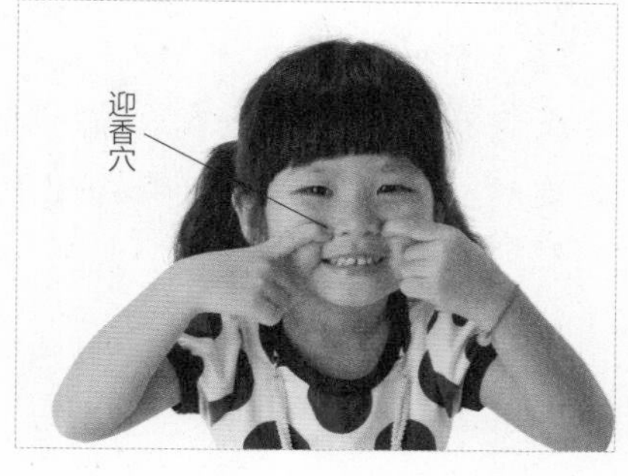

妈妈必学

改善黑眼圈的茶饮及药膳

枸杞五味子茶

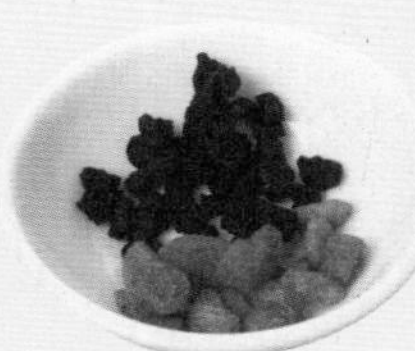

药材： 枸杞子 5 ~ 10g，五味子 5g。

做法： 将药材和 500 ~ 700mL 开水一起泡 5 ~ 10 分钟；或加 700mL 水煮 10 分钟，当茶饮。

功效： 枸杞子性味甘平，任何体质的人都可以吃，具润肺、清肝、滋肾、益气、生津等功效；五味子不只养肝，也有明目功效。“肾水上注于目，肝开窍于目”，所以眼睛和肝肾息息相关。

适合年龄： 3 岁以上。

小提醒： 枸杞子也可以洗净平放于冰箱冷藏，取出食用就像吃葡萄干一样美味。五味子可以加蜂蜜一起蒸，或煮好等降温后加蜂蜜搅拌食用；五味子生吃可治久咳，但感冒初期应避免食用，以免邪气滞留体内。

元参白术汤

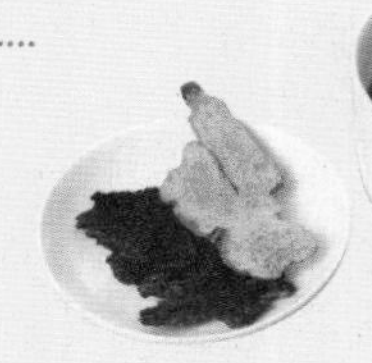

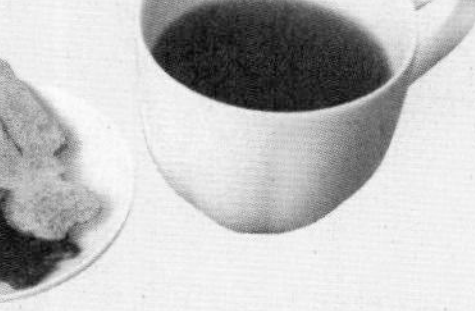

药材： 元参 10 ~ 15g，白术 12 ~ 15g。

做法： 先将上述药材加半锅水一起煮 20 分钟，将药材捞出，加入排骨或鸡肉炖煮，完成后调味即可。

适合年龄： 3 岁以上。

功效： 元参能明目、滋肾水，因为性微寒，肠胃不好的话吃了容易腹泻，所以加了白术，白术具有健脾胃、燥湿利水的功效。

眼 睛

结膜炎

临床上结膜炎常发生在具有过敏体质的孩子身上，父母须留意孩子是否合并过敏性鼻炎、哮喘及特应性皮炎。

孩子眼睛红红的，可能是结膜炎！

结膜炎包括急性、慢性感染。根据致病微生物的不同可分为细菌感染、病毒感染等。细菌感染通常眼睛分泌物较多，呈黄色浓稠状；病毒感染常归因于腺病毒，眼睛有水样的分泌物，同时伴有感冒症状。

“免疫性结膜炎”是过敏引起的结膜发炎反应，临床症状包括眼睛痒、灼热感、流眼泪及水样分泌物，结膜可因充血呈现粉红色或因水肿呈现牛奶色等。本病常发生在具有过敏性体质的人身上，小孩子常会合并过敏性鼻炎、哮喘及特应性皮炎。

免疫性结膜炎又包括季节性过敏性结膜炎、常年性过敏性结膜炎等。季节性过敏性结膜炎通常是由植物的花粉或孢子引起，多发于特定花粉或孢子浓度升高的季节；常年性过敏性结膜炎则常因对尘螨、霉菌、宠物皮毛等过敏引起。虽然这两种结膜炎很少造成视力上的后遗症，但它们引起的不适感及反复发作的特性，会给许多孩子造成生活上的困扰。

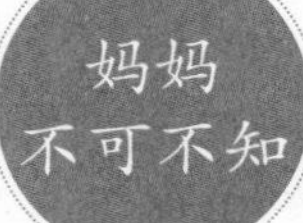

改善结膜炎的穴位按摩

穴　　位： 眼点（掌穴）

穴位寻找： 手背大拇指指关节尺侧，接近赤白肉际处。

功　　效： 主治眼部不适、头晕、结膜炎等。鼻塞可获得改善，黑眼圈也会逐渐消失。

小 技 巧： 以大拇指及食指指腹旋转揉动，力道由轻渐重，揉 10 ~ 20 秒。

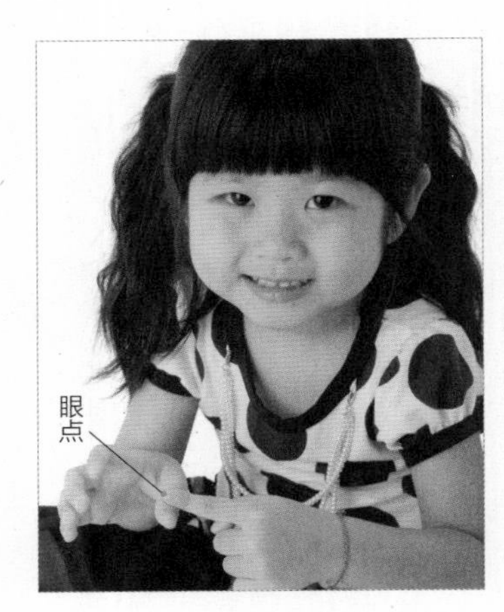

妈妈必学 改善结膜炎的茶饮

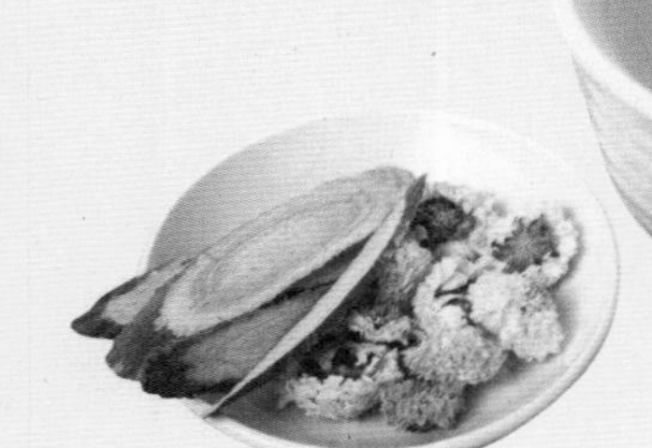

中医有很多治疗急性发炎的药，急性结膜炎通过中药治疗效果又快又好。至于慢性结膜炎，可以煮菊花甘草茶帮助缓解。

必须提醒的是，急性结膜炎具有高度的传染性，一般人误以为只有发病头一两天才有传染性，其实在两星期内都有传染性。其主要临床症状是眼内有异物感、眼睑浮肿、畏光、流泪、眼内有黏稠的分泌物。

小孩感染时，会有较明显的全身性症状，因此家中有婴儿时要特别注意。婴儿本身的免疫系统尚未健全，当感染急性结膜炎时，症状会变得比较严重，除了发烧、淋巴结肿痛外，也可能伴有角膜损害。

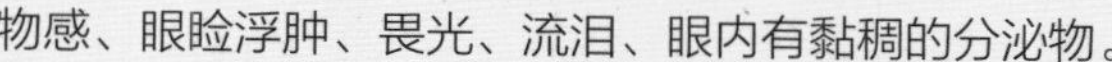

菊花甘草茶

药材：菊花 5g，甘草 5g。

做法：将药材洗净后，先将甘草加 500 ～ 700mL 的水，以小火煮 5 分钟，再放菊花煮 5 分钟。菊花不建议久煮（容易降低疗效）。也可以采用开水闷泡方式，先泡甘草，再加入菊花。

功效：菊花可以清肝明目，治疗头目问题。

适合年龄：2 岁以上；6 岁以下孩子则减半服用。

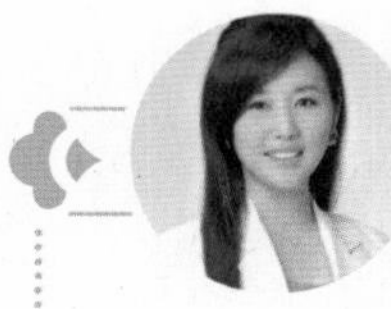

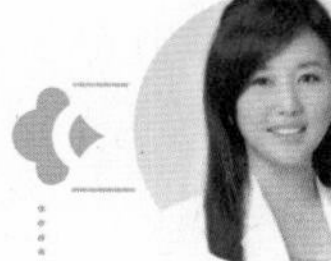

中医妈妈的小叮嘱

发炎时应禁止食用烧烤、煎炸、辛辣之品，以免上火加重病情。中医认为，急性发炎属于实火，慢性发炎属于虚火，不管哪一种，都属于上火状态。

过敏

过敏，是父母"养"出来的！

若家有过敏儿，父母往往就会对孩子的日常饮食、居住环境、外出穿着、情绪压力以及天气变化等特别关注，凡事无不小心翼翼，就怕哪个环节没顾到而导致过敏发作。

家有过敏儿，需检测过敏原？

家长可曾想过，为何现在过敏儿特别多？其实过敏是"养"出来的！只要遵循中医的建议，从饮食中的小细节入手做改变，照顾好肠胃，调整好体质，就可以远离过敏的困扰。

过敏疾病常见于儿童，有遗传的因素，也有后天的因素，如饮食、作息和压力等。如果小朋友从小就过敏，身为家长的你，除了带他去检测过敏原外，还要积极地为小朋友做许多有益身体的事情。

家有过敏儿应该是许多父母的育儿困扰。常见的过敏包括特应性皮炎和过敏性鼻炎，这两者常常同时出现，也就是说，如果你的宝贝有特应性皮炎，那么往往会伴有过敏性鼻炎。

现在有许多父母会带小孩去抽血检测过敏原，但是临床发现，查出究竟哪些是过敏原并不是最重要的，因为有的人检测不出任何过敏原，有的人却检测出几十种过敏原，尽管在日常生活中都尽量避免接触它们，却仍然无法摆脱过敏。有的过敏原在生活中广泛存在（例如尘螨），但是同样的环境下，为何有的人不会过敏，而有的人却痒得受不了呢？

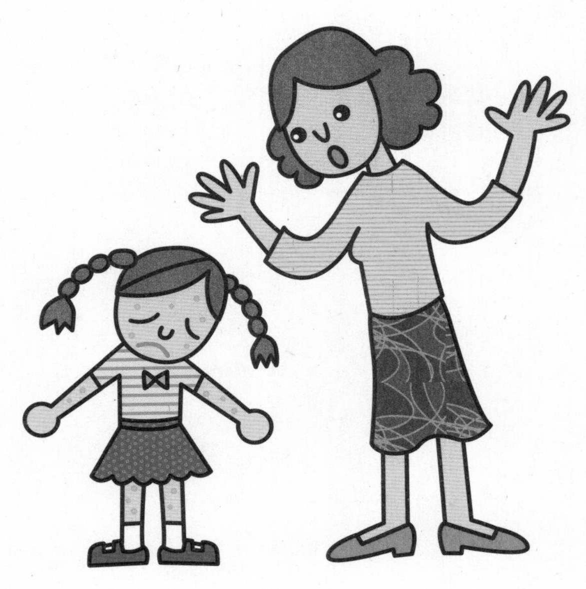

孩子为何会过敏？先检视家里的早餐！

小朋友的早餐很重要。不知道大家有没有察觉，其实我们小时候很少听到或看到“过敏”，但转眼几十年间，过敏几乎成了现代小朋友共同的问题，究竟是哪个环节出现了问题？

以前我们的早餐大多是吃清粥小菜和豆浆，现在家里还是以粥当作早餐的相信屈指可数。饮食习惯的改变是过敏增多的一大因素。中医讲究食疗，尤其鼓励多喝粥。喝粥对小孩和老人家是最好不过了，我们称作“借谷气以保胃气”。脾是后天的气血生化之源，如果一个人的脾胃虚弱，直接影响肠胃道，间接影响的就是皮肤和呼吸系统，这是由于五行相生所致，土生金，“脾土”都生病了，哪来健康的“肺金”？

因此，想要拥有健康的“肺金”，一定要顾好“脾土”。中医认为，肺主表，主皮毛，所有的皮肤问题离不开“表”；肺开窍于鼻，鼻子、气管和“肺”脱不了关系。中医中的五行“木、火、土、金、水”分别对应“肝、心、脾、肺、肾”，并不仅仅是实质的脏器，还包括了与这些脏器相关的功能。

早上一碗热粥，胜过汉堡、奶茶！

如果你家的小朋友是过敏儿，与其担忧环境中充斥的过敏原，倒不如先改善小朋友虚弱的肠胃系统。就从一天中的早餐做起吧！

冰牛奶、奶茶确实好喝，但对于过敏儿的肠胃道而言，热粥（甜粥、咸粥、五谷杂粮粥、小米粥都可）和温豆浆才是能养护脾胃的早餐。唯有先将肠胃道养护好，达到中医所说的胃气强，才能拥有健康的呼吸道和皮肤。

所以，抗过敏不需远求。只要从生活中的细节做起，过敏自然就会慢慢远离。曾有一位妈妈说她听过我的建议后，便将早餐冰牛奶换成热热的粥，一开始小孩有些排斥，但坚持下来后发现小孩鼻子过敏的频率真的降低了。

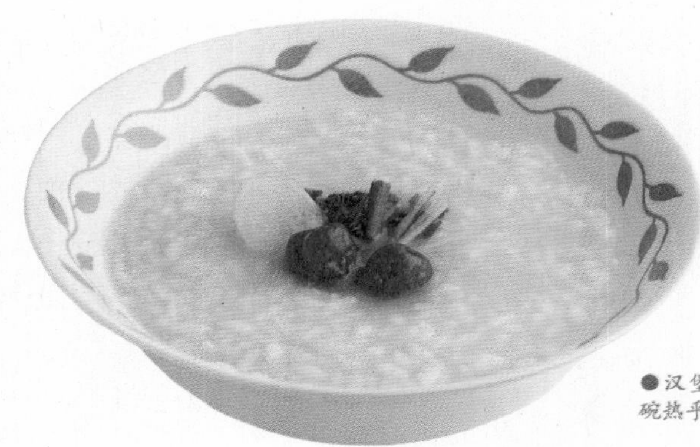

●汉堡、面包、奶茶饮料，都不及一碗热乎乎“养胃气”的稀饭来得健康！

改变体质才能治本

现在不少小朋友，有的鼻子过敏，有的皮肤过敏，抗过敏几乎成了宝妈的重要任务，凡是可以和抗过敏沾上边的用品，销路都不错，但是用过后还是不能完全抗敏，究竟是哪个环节出了问题？是不是要做到完全无菌、无尘螨的环境，才能让小孩子健康无忧呢？答案是否定的。有一句俗话说得好：“改变别人难，改变自己容易。”同样的，改变环境难，改变体质相对容易！

摆脱过敏梦魇，从改变体质着手

我在临床上常常接触过敏的病患，有的是皮肤过敏，有的是鼻子过敏，也常听到家长要带小孩去测过敏原，有些家长把家中打扫得一尘不染，唯恐尘螨滋生引起小孩子过敏。

就算在家中营造出纤尘不染的环境，又如何确保学校也能够达到同样的环境呢？为何同样的环境，有人很自在，有人却打喷嚏、流鼻涕、身痒？这其中的差异就源自“体质”。体质不改变，就算费尽心思改造外部环境，一切还是于事无补！

肠胃道健康是一大关键

从改变过敏体质做起，最终才能脱离“过于敏感”的噩梦，但是应如何改变体质呢？首先要培养好的饮食习惯，营造健康的肠胃环境。

中医有个重要的理论，称作“脾土生肺金”。肺掌管整个呼吸系统的健康和身体体表的健康（肺主皮毛），而肺（金）的健康有赖于脾（土）所化生的营养物质的滋养，也就是说想要脱离过敏的体质，必须先照顾好消化系统。

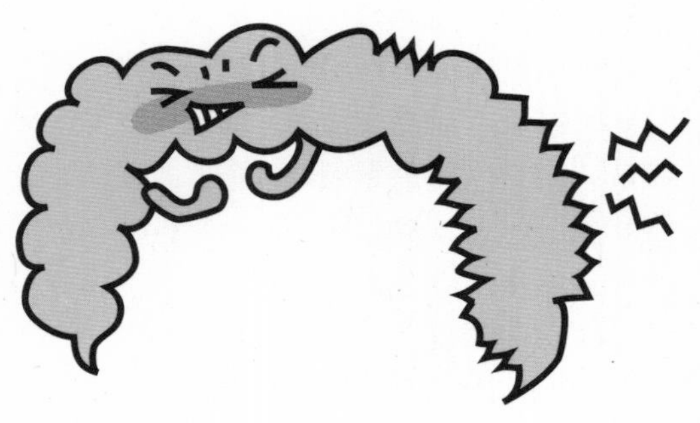

营养均衡养出抵抗力

中医理论认为，脾为气血生化之源，五脏六腑、四肢百骸之精气皆源于脾胃，因此有“脾旺不受邪”的理论。简明地说，就是消化、吸收的功能良好，营养充足均衡，气血充沛，身体就会产生抵抗力，不容易生病。在此提醒父母，每天一定要让孩子排便，常到户外去活动，定期运动，晒晒太阳，养好脾胃才是改善过敏之道！

身体如同植物，先天、后天都有影响

我很喜欢用土壤作为对人体体质的比喻，两者虽然大不相同，但是又有异曲同工之妙。不同的土壤，有的肥沃，有的贫瘠；用有机肥耕种的土壤，往往可以连续耕种许多年，而用化学肥料耕种的土壤，往往几年后就面临土壤贫瘠的问题。

我们的身体也一样，后天生活方式不同，健康状况也会不一样。父母给予了先天的身体，早在胚胎时就决定了这片“土壤”的原始状态，但是后天的饮食、作息对健康起着极大的作用。

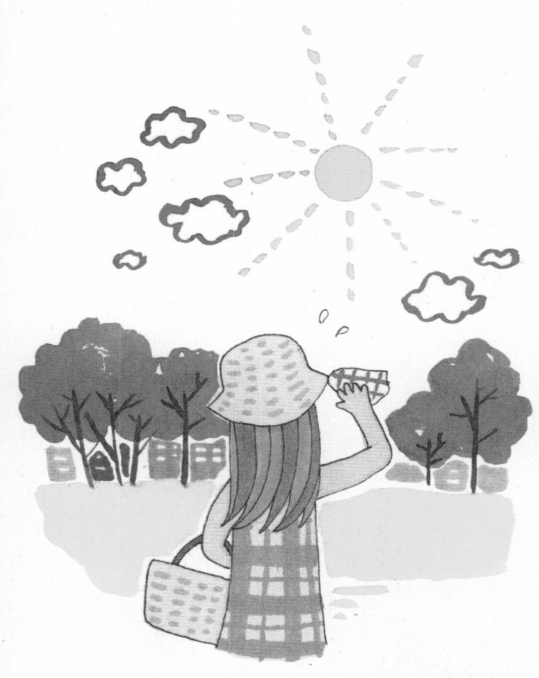

拥抱大自然，减少过敏机会

皮肤太过干净，可能会让免疫反应失调，增加小孩过敏概率。美国加州大学圣地亚哥分校研究发现，当一个人受外伤时，皮肤表面细菌可以帮助对抗炎症反应，让免疫系统不致过度活跃。

这项研究发表于《自然医学》期刊。研究人员研究老鼠和人类培养细胞，结果发现，在皮肤表面常见一种称为葡萄球菌的细菌，这种细菌可能有助于减轻皮肤受创后的发炎反应。研究人员解释，身体免疫系统如果过于活跃，皮肤不小心被割伤或擦伤时，就会产生严重的红肿、疼痛，皮肤表面细菌会帮助减轻这种反应。

因此，父母应让孩子多参加户外活动，拥抱大自然，适度接触泥土并不是坏事，不但可以让孩子享受轻松快乐的童年，也能降低患过敏的概率。更早期的研究发现，小孩适度暴露在有细菌的环境中，有助于调控免疫系统，避免发生过敏现象。

所以，若想提高孩子的免疫力，必须积极外出，多接触大自然。只待在干净的房间里会使免疫力降低，也容易罹患特应性皮炎等疾病。相反，在外面玩耍或适度运动的孩子们却不容易罹患过敏，并且能够提升免疫力。另外，走进大自然，重振精神也是很好的事情。

过敏

湿疹

炎炎夏日，处在酷热又闷湿的环境中，小朋友最爱的莫过于喝杯冰冰凉凉的饮料。其实，冰饮是过敏孩子的大忌！

过敏的孩子，喝冰冷饮品是大忌！

有湿疹的小朋友在炎热的天气喝冷饮会导致外在的湿热与内在的湿气两邪相合，容易引发瘙痒难忍的湿疹，或加重湿疹症状。除了痒得受不了之外，还可能使皮肤表面渗出液体，让皮损范围扩大，难以痊愈。

事实上，湿疹并不只会在夏季发生，而是一年四季都可能发作。但是原本就有湿疹的人，一到闷热的夏季，患处瘙痒会更加明显，甚至有病人抓到血痕斑斑还是不能止痒。有些从未起过湿疹的人，也容易在夏季时，发现四肢关节处、皮肤皱褶处或与衣服摩擦处常有表面色暗的红痒斑块，并伴有皮肤脱屑，更严重的会在表面出现湿滑的液体，终日不干，异常难受。

烤炸、辛辣类食物要避免

中医认为湿疹多发生在体内容易蕴积湿气者身上。平常喜食生冷食物者，有时也会伴有过敏性症状，例如早上不停打喷嚏、鼻涕狂流。平常就容易眼睛痒、咳嗽、哮喘的小朋友，必须特别注意饮食，记住一定要远离生冷的食物，而过于刺激的食物，包括烤炸、辛辣类食物也要避免。

已经被湿疹所困扰的孩子，除了对上述食物要忌口外，父母还要注意不能随意在患处涂抹药膏，以免加重病情，因为湿疹主要是人体内在的湿浊所致，所以要先改变内在的环境才能让此病痊愈。

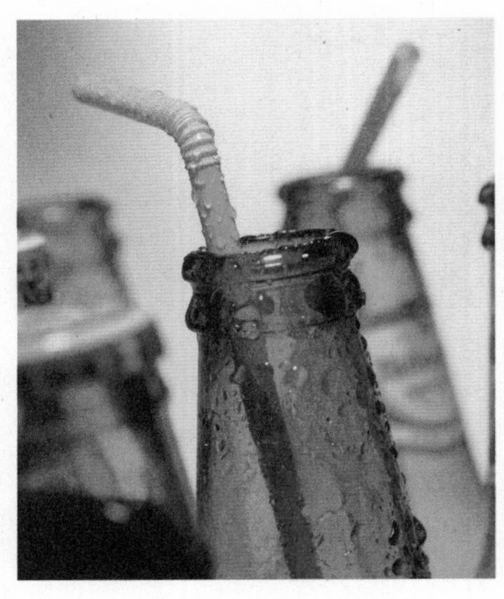

用药加穴位按摩，有效缓解瘙痒不适

湿疹患者主要分为“湿大于热”和“热大于湿”两大类，中医针对不同体质，分别采用利湿为主、清热为辅，或清热为主、利湿为辅的治法，进行中药治疗。此外，穴位按摩也有清热利湿、减轻瘙痒不适的作用。

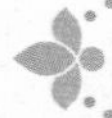

湿疹患儿的两大类体质

体质	症状	治疗方式
湿大于热	舌头表面光滑有津，口虽渴却不多饮，排便则是软便居多，严重者排便不成形。	治疗上必须以利湿为主、清热为辅，药方可用“五苓散”加上知母、黄柏等药。
热大于湿	孩子容易口渴、想喝冰饮，但喝再多仍觉口干渴，舌象表现为白黄夹杂的腻苔，排便以多日不大便，或便干难解居多。	用药原则上以清热为主、利湿为辅，热象重时短期可选用“猪苓汤”或“消风散”加上薏米、玉米须等。 但是长期调理还是要根据体质或症状的变化调整方药。建议有这类困扰的孩子还是要经过医师辨证后再行用药调理，也不要随便进补，只有这样才能真正解决问题。

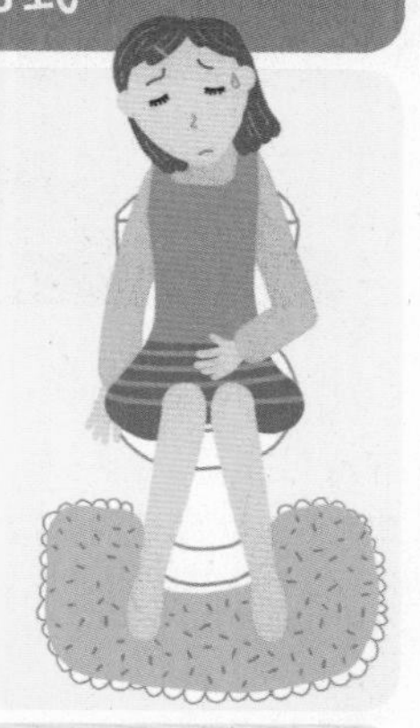

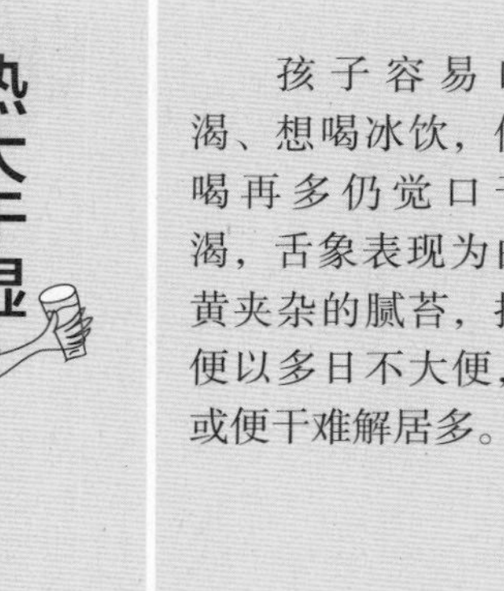

妈妈不可不知

改善湿疹的穴位按摩

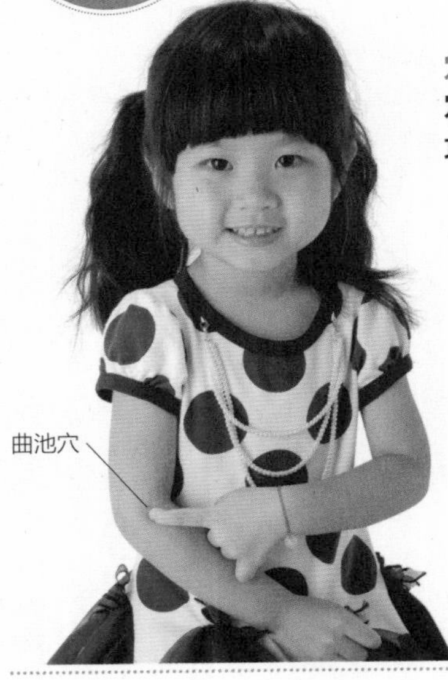

穴　　位： 曲池

穴位寻找： 手肘外侧肘横纹终点。

功　　效： 适用于湿疹、荨麻疹、皮炎、疥疮、皮肤瘙痒症等皮肤病，具有祛风止痒、清热解毒和抗过敏的作用。

穴　　位： 三阴交

穴位寻找： 小腿内踝上四指处。

功　　效： 可活血清热，缓解瘙痒不适。

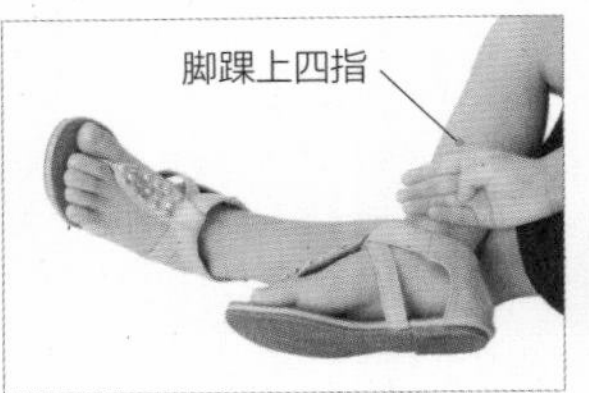

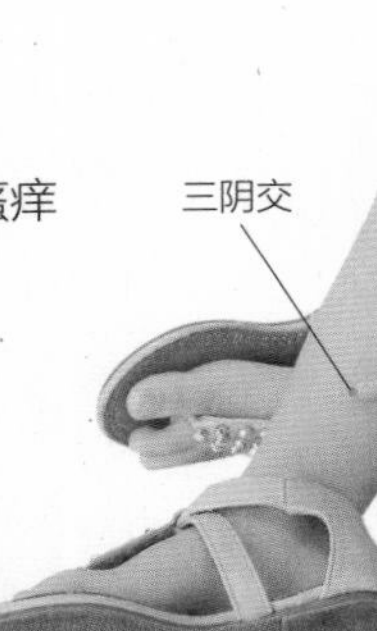
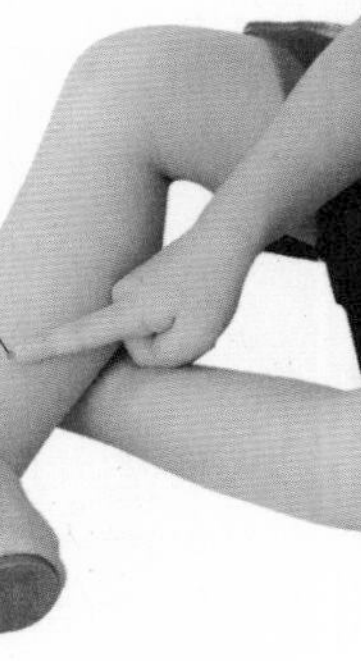

曲池穴歌

曲池拱手取，屈肘骨边求，善治肘中痛，偏风手不收，挽弓开不得，臂痪怯梳头，喉痹促欲死，发热更无休，遍身风癣癞，针著即时瘳。

【注】曲池穴，其穴在肘辅骨屈肘屈骨之中，以手拱胸取之。主治肘中疼痛，偏风半身不遂，臂痛拉弓不开，两臂瘫痪不能举手向发，喉痹喘促欲死，伤寒振寒，余热不尽，皮肤干燥，痂疥等症。

妈妈必学 改善湿疹的茶饮、药膳

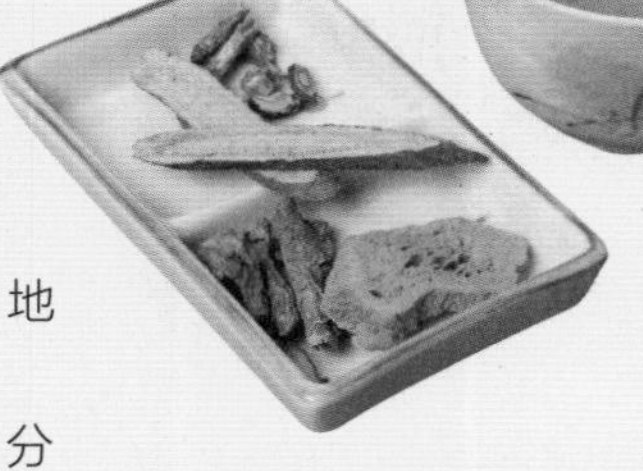

清热利湿茶

药材： 茯苓 9g，白术 9g，地肤子、防风、地骨皮各 6g，甘草 5 片。

做法： 药材洗净后，先加 700mL 水浸泡 20 分钟后再煮，水开后再转小火煮 15 分钟即可。滤去药材，将药汁于一天内慢慢喝完即可。

功效： 适用于湿疹红肿瘙痒，有清热利湿止痒的功效。

适合年龄： 2 岁以上；6 岁以下孩子则减半服用。

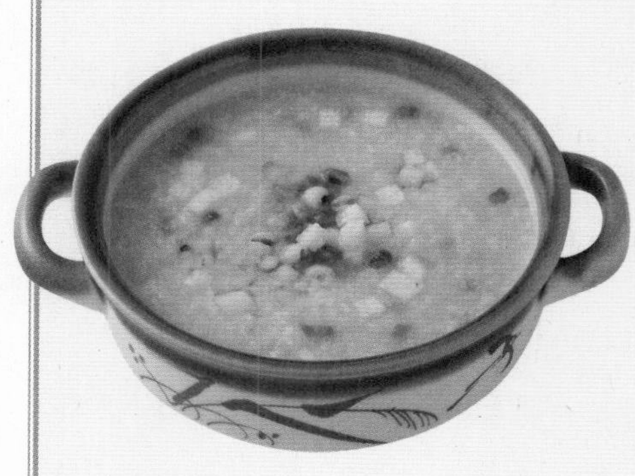

利湿健脾粥

食材： 山药适量，绿豆、薏米各 30g，大米适量。

做法： 将大米、绿豆、薏米先洗干净，浸泡 30 分钟，山药去皮切方丁备用；将浸泡好的食材放入电饭锅炖煮，将熟之际倒入山药，焖熟即可。

功效： 健脾胃，利湿热。

适合年龄： 2 岁以上；6 岁以下则减半服用。

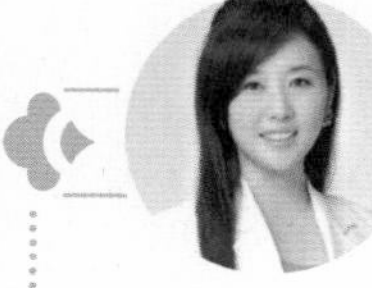

中医妈妈的小叮嘱

父母处理孩子的湿疹问题时要避免自行随意涂抹药膏，以免加重病情。要先改变身体内在的环境，湿疹才能痊愈。此外，平常要尽量保持患处的干燥，避免因闷热与潮湿加重病情。当然，最重要的是少喝冰饮，这样才能有效远离湿疹。

过 敏

特应性皮炎

特应性皮炎是一种因遗传体质造成的疾病，婴幼儿会有长期身体瘙痒的症状，到了儿童期则会慢慢转变成好发于脖子、手腕、脚腕等屈侧处的皮疹。

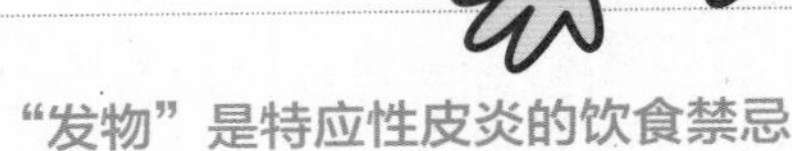

不从体内根治，长大可能更严重

特应性皮炎，中医称之为“四弯风”，因为其多在颈部和四肢弯曲处发生，故名之。

特应性皮炎的患处皮肤多干燥泛红，因为很痒，有些小朋友会抓到破皮流血，却仍然不能止痒。大人的特应性皮炎位置就不一定长在“四弯处”。很多家长会问：孩子长大后皮炎会好吗？答案是不一定，有些人还会加重。

特应性皮炎与湿疹有何不同呢？湿疹患处皮肤与健康的皮肤多有明显的界线，患处会稍微隆起、泛红，甚至会有水样分泌物。两者相同的是都和体质有关，因此需注意食物摄取，禁食发物。要根治特应性皮炎需要从内部调理做起。

有特应性皮炎又特别好动的孩子，动不动就是一身汗，这时候患处可能会更痒，但多半持续 30 分钟后就会慢慢不痒了，所以不须禁止运动。有的患者在洗完澡后会比较痒，休息一下便可以改善。

“发物”是特应性皮炎的饮食禁忌

针对特应性皮炎，传统中的发物必尽量免食用，到底何谓“发物”？主要包括以下几类。

肉类：鸭肉、鹅肉、鸡肉、猪头皮肉。

海鲜：虾、蟹，以及鳗鱼、带鱼等无鳞鱼。

蔬菜：竹笋、香菇、芋头、茄子、香菜。

水果：芒果、菠萝、猕猴桃、榴莲。

零食：巧克力、饼干等。

辛辣刺激的调味料：胡椒、茴香。

这些东西不是绝对不能吃，而是尽量不要吃，有些敏感病人只吃一点，快则当天，慢则隔天皮肤就会更痒。所以，我想与其要多吃什么改善病情，不如不吃不该吃的东西。在治疗皮肤疾病上，忌口是上策。

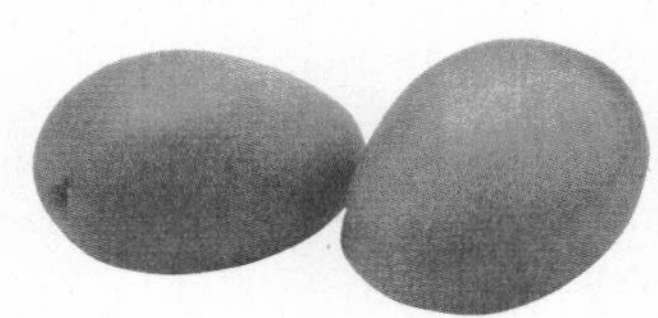

妈妈不可不知　改善特应性皮炎的穴位按摩

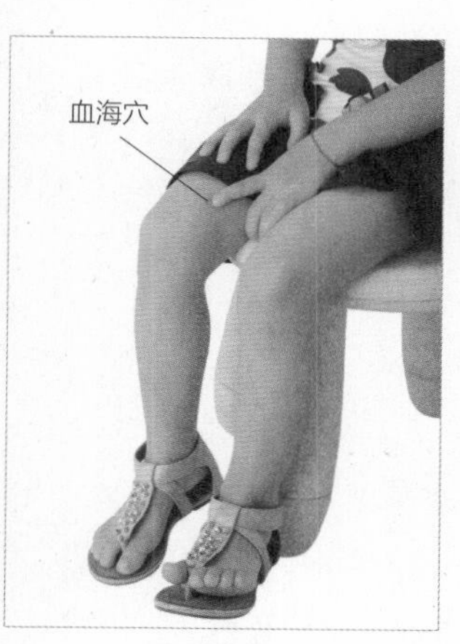

穴　　位： 血海

穴位寻找： 在髌骨（膝盖）内侧上缘上 2 寸，大腿骨内侧凹陷处。

功　　效： 适应于特应性皮炎、风疹、荨麻疹、湿疹、神经性皮炎、各类皮肤瘙痒等。

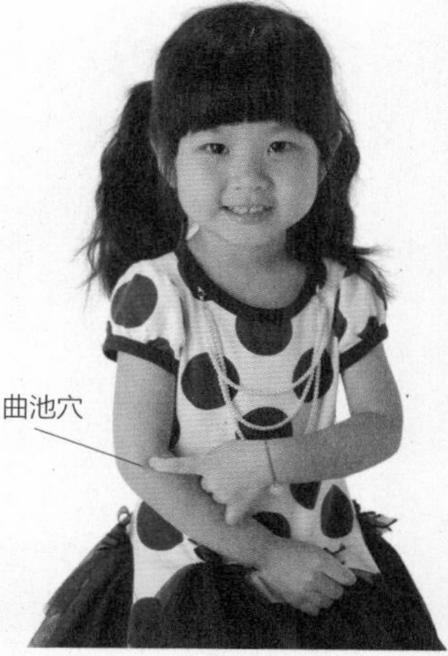

穴　　位： 曲池

穴位寻找： 在手肘外侧肘横纹终点。

功　　效： 适用于特应性皮炎、荨麻疹、皮炎、各类皮肤瘙痒等，有祛风止痒、清热解毒和抗过敏的作用。

妈妈必学　改善特应性皮炎的茶饮及浴汤包

抗敏茶饮

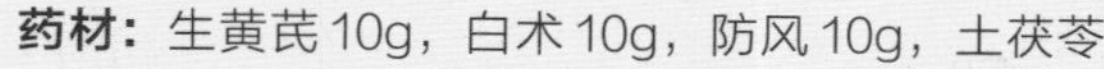

药材： 生黄芪 10g，白术 10g，防风 10g，土茯苓 10g。

做法： 将以上药材加入三杯马克杯的水量，共煮 20 分钟，滤去药材即可。

功效： 对皮肤容易发痒过敏，尤其平常容易感冒，或伴有过敏性鼻炎的小孩，有防治过敏发作的作用。

适合年龄： 2 岁以上；6 岁以下则减半服用。

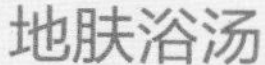

地肤浴汤

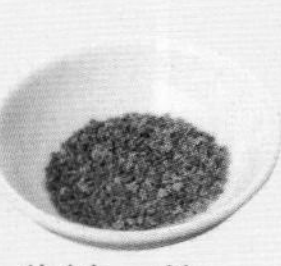

药材： 地肤子 30g。

做法： 将地肤子装入药袋，加一锅水煮开后，煎 15 ~ 20 分钟，将药液倒入浴缸浸泡身体。

功效： 清热止痒，可改善皮肤风热发痒症状。

适合年龄： 0 岁以上。

过敏

荨麻疹

荨麻疹又称“风疹块”，任何年龄都有可能急性发作。若痒到难以入睡，可以按摩曲池、血海等穴位，有止痒效果。

吃中药防治效果好

荨麻疹的发作因人而异，有的人是在吃到不新鲜的海鲜后，身上迸发一块块的疹块，有的人则是不明诱因突然发作，在夜里痒到难以入睡。该病在病因病机上多属于血热生风或血虚生风。

荨麻疹和一般皮肤疾病（如湿疹）最大的不同就是“没有固定的部位”，可能一会儿在手臂发现，一会儿又在大腿看到，可能过不久这些部位的荨麻疹消失不见了，却又出现在其他部位。它们像风一样，没有固定位置、变化多端，因此又叫作“风疹块”。而以“块”称呼则是因为荨麻疹发作时皮疹多是以块状物呈现，高出周围的皮肤。

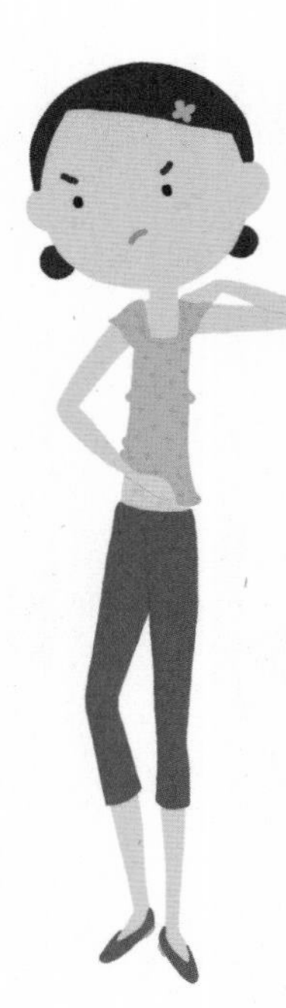

反复发作，荨麻疹痒到难以入睡！

说到急性荨麻疹，大多数的人都会先想到要看西医，可是临床上所见的病人大都是吃了西药却反反复复一直发作，甚至有人已经持续十几年，全身都是红红的疹子，痒到整晚难眠。其实，从中医治疗而言，只要把握治疗时机，越早治疗，见效越快！曲池、血海穴有止痒功效，急性荨麻疹发作时，一般在门诊中针灸这两个穴位，有快速止痒的效果。

另外，务必让孩子在饮食上有所忌口，虾、蟹、芒果、菠萝、猕猴桃、花生、鸭肉、鹅肉等都不要吃。

有一次住在附近的亲戚晚上突然来找我，她一进门我就看到了她身上的荨麻疹。她说痒得实在受不了，西医也看了，针也打了，药也吃了，原本以为看西医会比较快，可是已经三天了，皮疹消了又发、发了又消，痒到整晚睡不着。我问她：“怎么不先找我？”她说：“这不是觉得看西医更快嘛。”这应该也是大多数人的想法吧。当晚我帮她针灸，

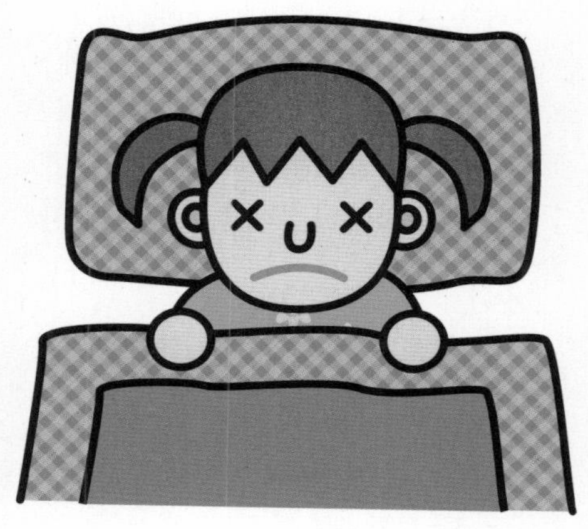

随手配了些家中的药，嘱咐她先回去吃。

几天后她来找我，直说："好神奇，那天针完后就真的不再发了，居然比西药还快！"我回答："只有亲身经历过，才会相信中医的奥妙！"

又有一次，我就要看完门诊，发现一位每星期二固定来报到的病患又没有来，心想可能是皮肤状况已经好得差不多了，所以自行中断了疗程。才这么想，居然又看见了这位病患。我开玩笑问道："上星期怎么没来报到？"他很紧张地告诉我是因为出差所以没来，还加上一句："真的！"看着他的皮肤从满身红疹和痤疮，到现在已恢复得非常好，我问了他一句："你开不开心？"他说："当然开心喽！"

中医治急症，由来已久

中医并不是不能治急性的病症，只是许多人遇到这样的状况，并不会想到可以用中医治疗。千百年来中国经历了多少战乱、瘟疫，不论是刀伤、传染病，还是产妇接生、产后调理、小儿发烧、痘疹，哪一样不是十万火急的疾病？正是因为有医学代代相传，有许多医家穷尽一生心血所写的医书，才使得中华文明得以赓续。一门有价值的医学流传千古，让后人受其护佑，这不是一项很伟大的事业吗？

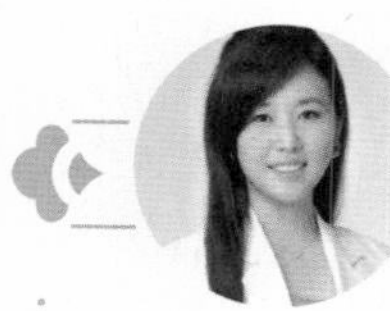

中医妈妈的小叮嘱

吃对东西，对病情才有益

看到病人康复，身为治疗的医师，我当然很开心，因为这是身为医师最大的成就。但我也谢谢病人能一路配合治疗，能忌口不该吃的食物。痊愈的路需要自己掌控！除了信任医师外，一定要相信自己。许多病人总是问我，到底在家应多吃些什么才能对治疗有所帮助，希望可以借助食物来帮助治疗，却忽略了一点：如果吃错东西，对病情有害无益。

不熬夜、要忌口，孩子拥有“健康肌”

皮肤病是现在常见的疾病之一，以前吃喝不太讲究好像也没见这样多的皮肤疾病或过敏疾病，究竟是什么原因造成现在过敏儿如此之多呢？主要是因为生活作息和饮食改变。晚睡熬夜、生冷食物伤脾，再加上外在的环境污染，用的、吃的、呼吸的，似乎整个大环境对皮肤都不是很友善。

已经患有皮肤疾病的孩子该如何自救？首先切记不可再熬夜；其次饮食方面要避免病从口入，不只要防范病毒或细菌，还要避免饮食过度。

身体必须保持正常排泄

平日坚持运动，让流汗和正常排便帮助身体排出过多的废物。有些孩子脸上常冒痘痘，且脾气很暴躁，常有便秘。中医认为便秘为百病之源，长痘痘只是健康信号而已。此外，出汗是身体的正常生理现象，具有调节温度、提升代谢力、排出废物与毒素的功能。

为了改善皮肤问题，可配合用药，加强肝脏的解毒功能。肝经疏泄正常，脾胃机能良好协作，就能够找回往日的好肤质。

更重要的是，要提醒孩子保持快乐的心情，特别是小女孩进入小学五年级之后，有些发育较早的孩子可能初经来潮、痘痘增多，这都容易引发心理和生理上的不适，使得皮肤状况恶化。所以，父母要多费心思陪伴孩子，让孩子感受到幸福，每天给自己和孩子一个微笑，心灵的快乐也有助于身体的平衡与健康。

解除痘痘肌的 4 大要素
要忌口
正常排泄
多运动
心情愉悦

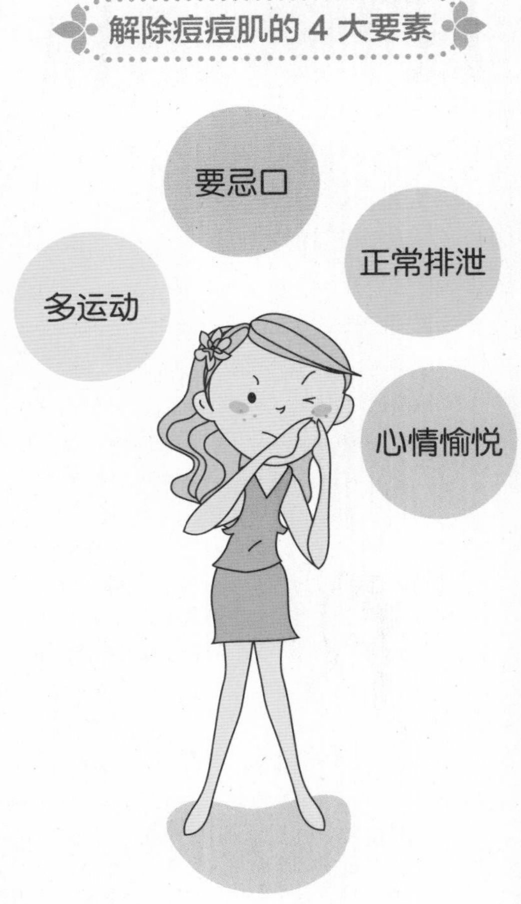

关于过敏，父母最想知道的事

Q：天气转凉，小孩开始东挠西挠，还常常揉眼睛，提示过敏吗？

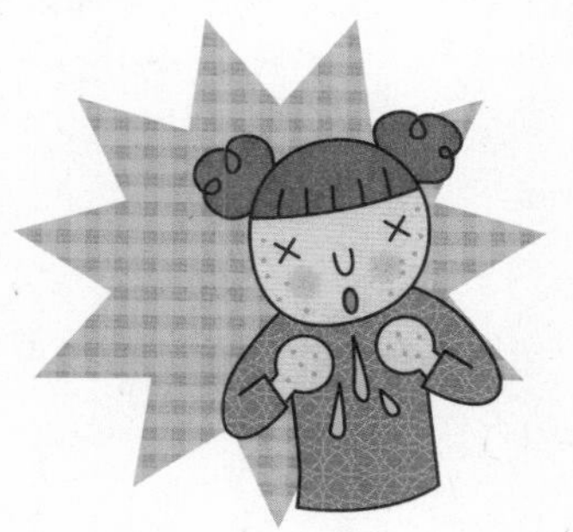

A：是的。眼睛常常揉来揉去，甚至眼睛干或容易有红丝，如果长期有这样的状况，就有可能是过敏。

至于皮肤瘙痒，需看其痒的部位和痒的证型。有的仅仅是皮肤干，容易发痒，轻微地做好保湿与润泽就会改善。瘙痒严重的则需要从内调理，利用滋阴与养血的中药调养，例如，有些鱼鳞癣的患者在冬季病情就会加重，甚至皮肤出现如鱼鳞状脱皮。

过敏性皮炎好发在四肢内弯处与颈后，容易在天气炎热潮湿时加重，天气转凉则皮肤较干，痒的状况会稍微好转。冬季痒，顾名思义就是秋冬之际皮肤出现干痒的状况，特别容易发生在老人家和小孩身上。

Q：秋冬食疗，对皮肤过敏有帮助吗？

A：是非常有帮助的。以下的药膳以及茶饮，特别适合皮肤干痒的孩子。

木耳枸杞粥

食材： 银耳一碗，枸杞两勺，大米适量（也可加入小米）。

做法： 将银耳洗净后浸泡15分钟，再撕成小片（1～2cm），与水700mL放入电饭锅中煮15～20分钟，再放入大米一起炖煮至烂熟，然后放入枸杞焖3分钟。喜甜者可加入冰糖调味。

功效： 补肺益气，抗过敏。

适合年龄： 1岁以上。

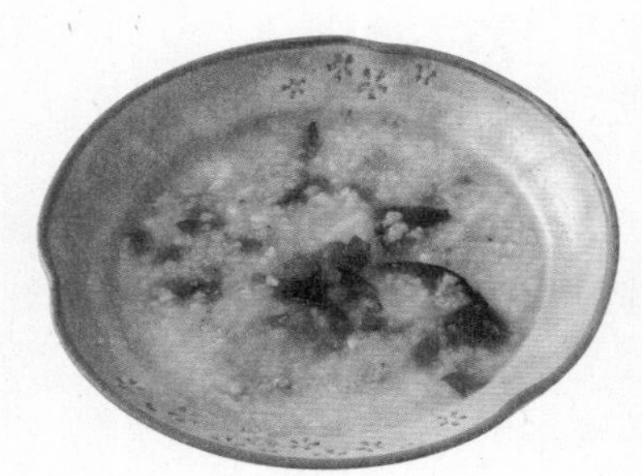

秋冬保湿茶

药材： 麦冬20g，甘草5片，当归6g。

做法： 将麦冬、甘草加水700mL煮15分钟后，放入当归焖1分钟即可。

功效： 滋养阴液（保湿），抗过敏，也有助于养颜美容。

适合年龄： 1岁以上。

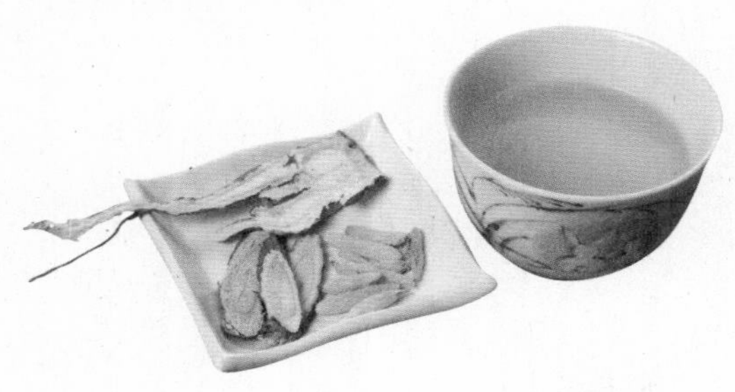

Q：脂溢性皮炎与特应性皮炎如何区分？

A：从发病位置上看，特应性皮炎以四肢最常见，脂溢性皮炎在头面部和胸背部较常见。此外，两者皮损形态也不太一样。

Q：有些人被蚊子叮过的地方会特别肿，而且很难消肿，这也是过敏吗？

A：这是一种体质，有这样体质的人往往只要受伤就很容易留下疤痕，并且经过很长时间都很难淡化。对此可以利用美白的中药帮助淡化，也可以擦紫云膏，加快恢复的速度。

Q：小朋友特别容易被蚊子咬，常常痒到难受，抓到破皮留疤，怎么办？

A：先把肠胃调理好，皮肤也会得到改善，再配合以下药膳巩固疗效。

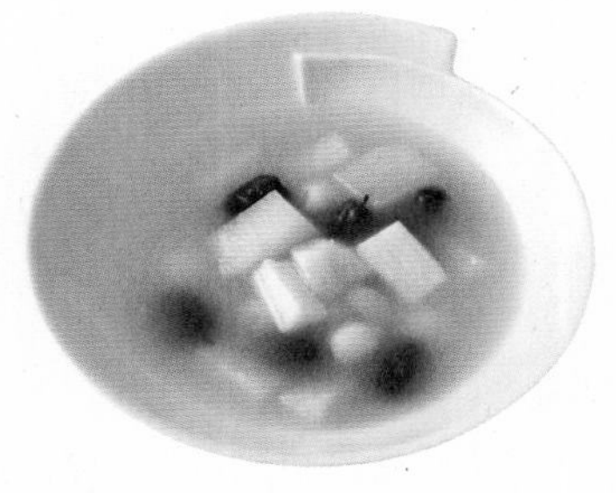

健脾胃山药汤

材料： 山药200g，莲子100g，红枣9枚，水适量。

做法： 将所有食材洗净后放入锅中，加水炖煮到食材软烂。可加入少许冰糖调味。

适合年龄： 1岁以上。

Q：晒太阳也有可能会过敏吗？

A：是的，有的人皮肤容易泛红，或容易发痒，这样的患者多有血虚的状况。血虚的人容易有热象，一遇到外在环境较热时，就会使自身的热象加重，进而产生皮肤泛红或发痒的情况。

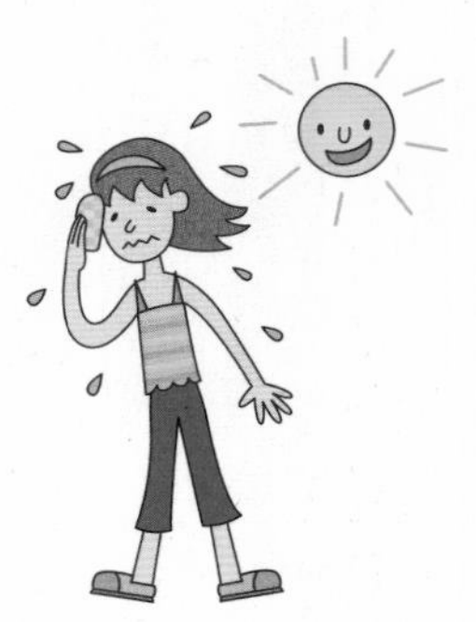

Q：怀孕期间应该怎么吃，才能避免生出过敏儿？

A：饮食，不只关系着孕妇自身健康，也与胎儿出生后是否会有过敏问题息息相关。因此，准妈妈一定要用心吃，调理好肠胃，这样才有助于降低宝宝日后发生过敏问题的概率。

已经有皮肤过敏问题的孕妇尽量减少虾、蟹、带鱼等水产品的食用，在水果方面则要避开芒果、菠萝、猕猴桃等，一般食物则少食猪皮、花生、香菇、香菜，以及胡椒等辛辣刺激的食品。以上这些都属于发物，容易加重皮肤发痒泛红等不适。

如果希望生出一个健康宝宝，远离

过敏，怀孕期间就要远离冰凉饮料和生冷瓜果，这不是说完全不能食用，只是不建议过度或常常食用。体质是日积月累形成的，每天都食用生冷的食物或饮料，当然会对体内宝宝的身体造成影响，这点必须注意。

Q：小孩头皮常流汗出油，甚至长痘，经常抓破皮，该怎么处理？

A：先改善饮食，花生、巧克力、饼干和冰饮不要吃，出油的情形就会相应减少，再配合以下茶饮加强效果。

控油减痘茶

药材： 金银花 15g，连翘 10g，生甘草 10g。

做法： 将所有药材加入 700 ~ 800mL 的水，用大火烧开后，转小火再煮 10 分钟即可。

适用年龄： 这是一般大人的用量，6 岁到 10 岁的小朋友应减半服用。

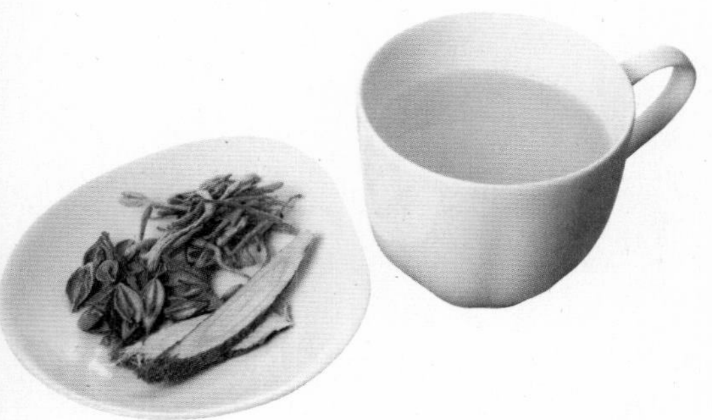

改善痘痘的药材小档案

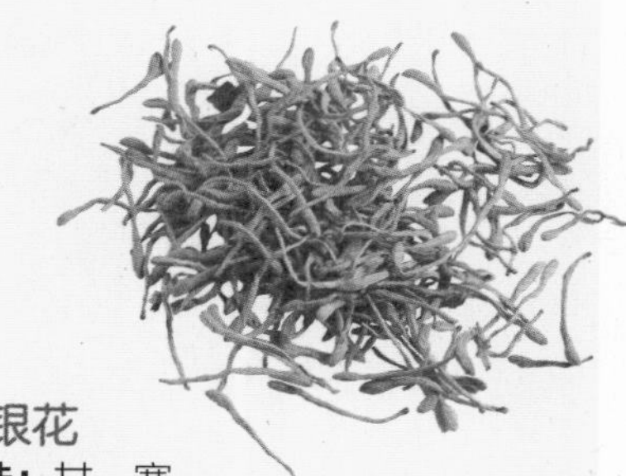

金银花

性味： 甘，寒。

功效： 清热、解毒，主治痈疽、疥癣、痘疮。

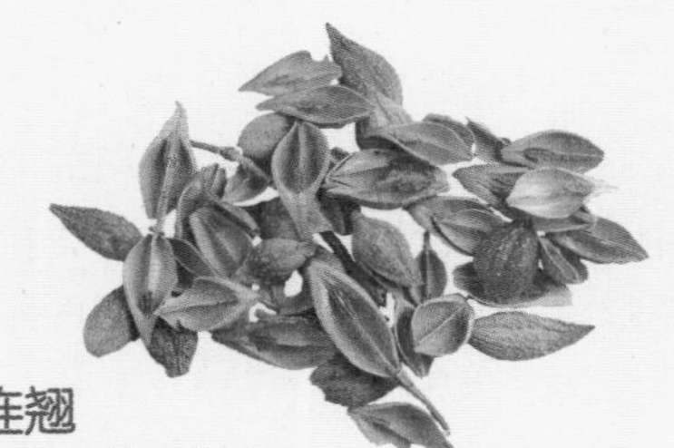

连翘

性味： 苦，微寒。

功效： 消肿、排脓，被称为“疮家圣药”。

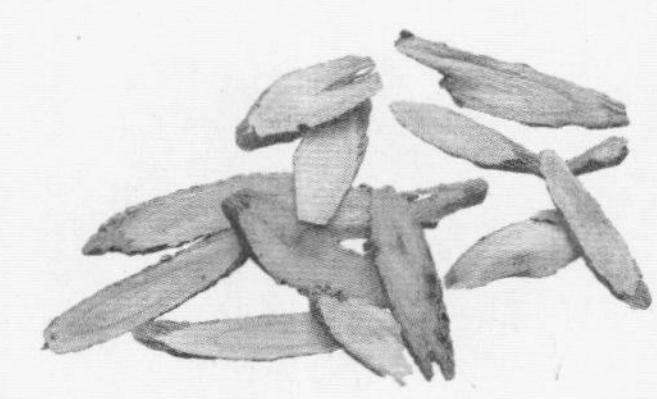

甘草

性味： 甘，平。

功效： 生用泻火、生肌、止痛，通行十二经，解百药毒。

过敏

呼吸道过敏

孩子咳嗽不停，到底是感冒还是过敏？这是很多家长常有的疑问。

感冒好不了，小心是哮喘

中医会从临床表现分辨感冒和呼吸道过敏：感冒咳嗽多为突发性，之前没有异常，突然发生咳嗽；过敏性咳嗽则是长期时好时坏，尤其在早晨起来或晚上睡觉时特别严重，季节交替、日夜温差大时容易诱发。有些小朋友在咳嗽期间仍然吃冰冷食物，这样就更容易久咳不愈。所以平常食疗调养相当重要，原则上以健脾固肺、益气滋肾为主。

咳不停，小心可能是哮喘！

哮喘就字面解释，“哮”指的是声音，喉中有咻咻声；“喘”指的是气息，发作时呼吸急促。哮喘可见于各年龄层，但以小孩和老年人居多。

哮喘的原因在西医可归结为外因及内因。外因多为过敏原，内因则不明，但两者皆会造成呼吸道发炎、呼吸道平滑肌痉挛、黏膜水肿、黏液分泌过多，以致呼吸道管径变小而产生咳嗽、喘鸣及呼吸困难。

秋冬呼吸道过敏，善用食疗助缓解

中医认为，哮喘和肺、脾、肾最有关联。肾主纳气，若久病咳喘不愈，则多从肾着手调理。

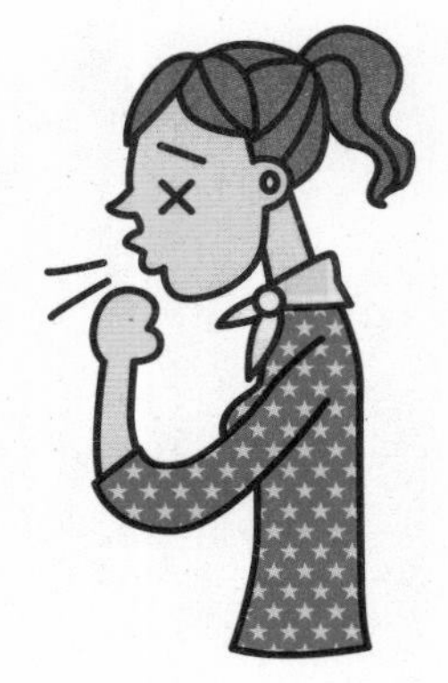

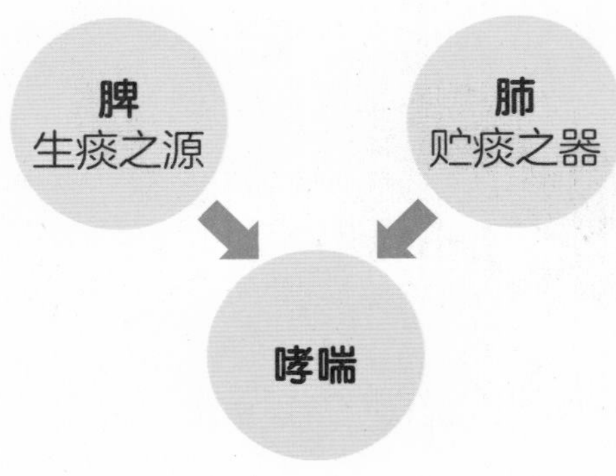

此外，中医治疗哮喘时，特别强调对脾胃的调理和饮食注意事项，避免冰冷寒凉食物伤到脾胃阳气。许多呼吸道疾病都是从肠胃受寒开始的。现代医学也发现，良好的肠胃道环境，有助于减少过敏疾病和呼吸道疾病的发生。

小儿哮喘，绝不碰冰冷食物

小儿哮喘主要是肺气本虚，外感风邪而引发。风邪袭肺，导致肺气不得宣畅，气机升降失常，上逆为喘。亦有因饮食不当，如喜食冰冷（生冷瓜果、冰饮、冰牛奶等），损伤脾胃，痰浊内生，上干于肺，壅阻肺气，气逆而喘。由此可见，要改善小儿哮喘，除了避免外感风邪外，还必须注重日常饮食的调理。

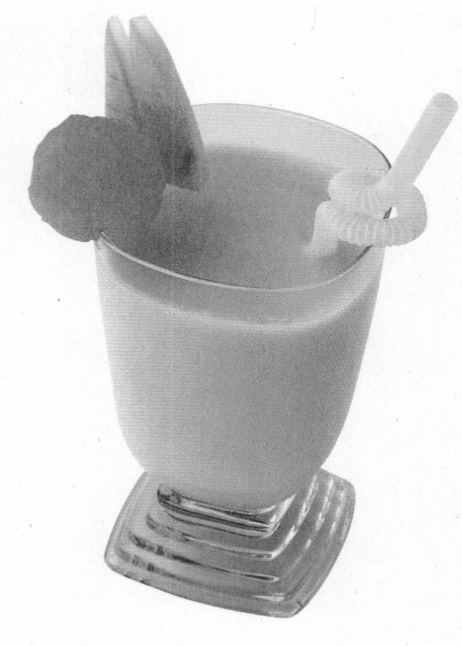

●不让小朋友直接喝冰冷的牛奶或冷饮，少食寒性的瓜果，都是预防哮喘的方法。

除了注重饮食的调理，通过中药改善体质，是真正治本的办法。中医调理治疗哮喘，分为发作期和缓解期两个方面。

发作期，首先分寒热。寒气重者，可见喘咳气急，鼻涕多而清，痰多稀薄有白沫，有怕冷、肢冷的现象，舌苔多见薄白苔，脉象多为浮紧脉，治法以宣肺散寒为主，可以用麻黄汤或华盖散加减。若出现热象，则多为表寒里热，可见喘逆上气，呼吸加速，胸胀不舒，发热口渴，痰黄涕稠，脉多为浮数脉。这时除了宣肺改善其喘的症状外，还需泄热，可选用麻杏石甘汤加减，痰多可加桑白皮、瓜蒌仁。

缓解期，着重调补身体，以补肺肾二脏为主，可选用玉屏风散，除了可以改善哮喘的症状，还可以增强抵抗力，免受外邪（流感病毒等）的侵袭。

若是小孩子身体瘦弱，食欲不佳，就要兼调肠胃功能，可以选用小建中汤加上麦芽、神曲，除了增强其免疫力外，还能改善其食欲。临床上常见小朋友多面黄或面苍白，身体瘦瘦的，经一段时间调理后，除了食欲大为增加外，脸色也转为红润有光泽，精神和体力也变得好了。

严重过敏不要慌

过敏性鼻炎和鼻窦炎两者都属于过敏性疾病，但是过敏性鼻炎鼻涕多为透明状，鼻窦炎则多为黄色浓稠状，且发炎较严重。鼻窦炎基本上会用清热解毒的药物，但也需要依病人病情变化加减用药。

> **中医用药重视个性**
>
> 中医治疗重视个人的差异性。虽然中药单味药的功效不变，但中药药方会因每个人体质的差异而有所调整。针对过敏的治疗，急性发作期和缓解期所使用的药方都不一样。中医师会通过望、闻、问、切后进行药物的加减。

妈妈必学 改善呼吸道过敏的茶饮和药膳

百花饮

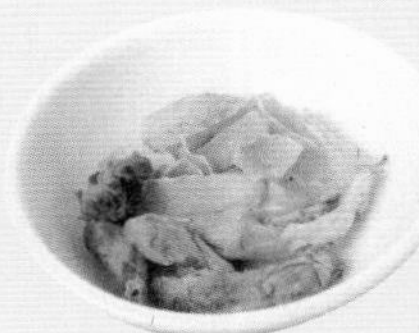

药材： 百合 10g，款冬花 10g，蜂蜜两大匙。

做法： 将药材洗净后放入杯中，加入热水 300 ~ 500mL 浸泡 10 分钟，再放入蜂蜜调味即可饮用。

功效： 治咽痒干咳，适合阴虚咳嗽者（伴口干、手心热、怕热、多汗）。

适合年龄： 1 岁以上；6 岁以下减半服用。

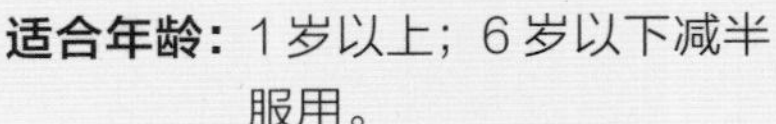

山药雪梨膏

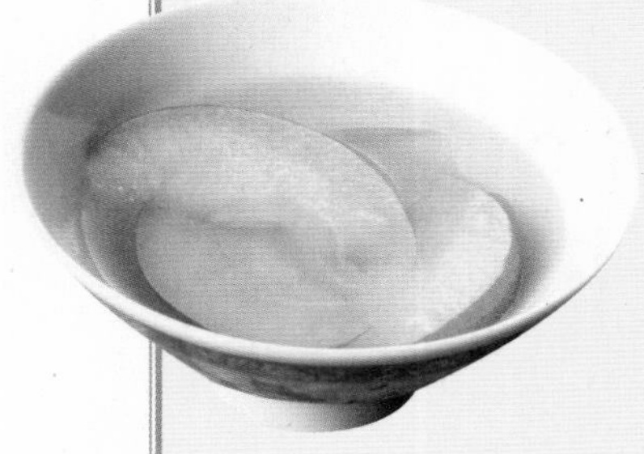

药材： 山药适量，梨半个，麦芽糖 3 汤匙。

做法： 山药先洗净，去皮；梨洗净，不去皮，将蒂切去。将山药与梨放入碗内，加麦芽糖与半碗水，外锅加半碗水，炖熟。

功效： 有健脾、润肺、止嗽功效，适合干咳痰难出者。

适合年龄： 1 岁以上。

改善呼吸道过敏的药材小档案

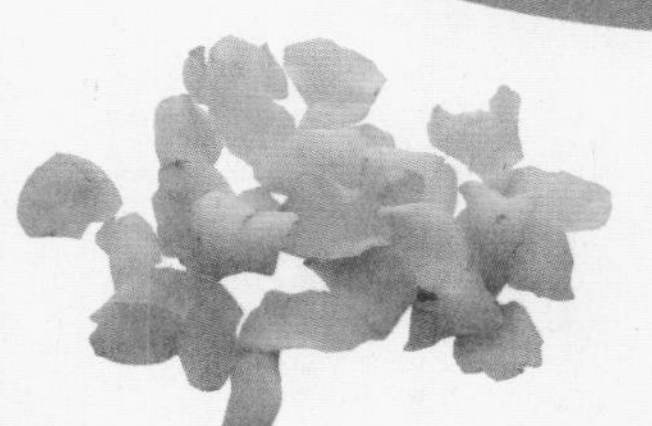

百合

性味： 甘，平。

功效： 润肺，宁心，清热止嗽，清心安神。

款冬花

性味： 辛，温。

功效： 润肺消痰，治咳逆上气、喘咳、喉痹，为治嗽要药。

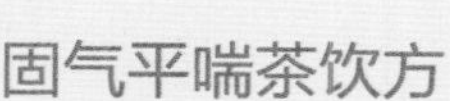

固气平喘茶饮方

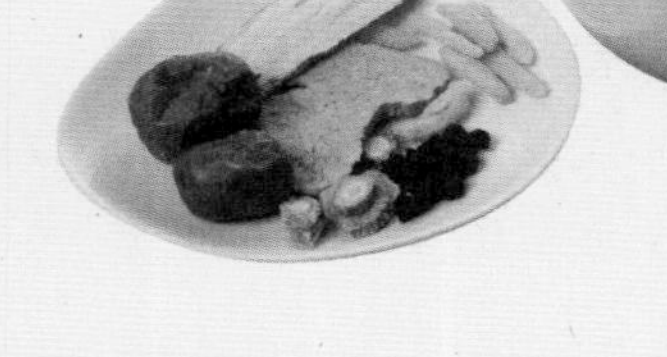

药材： 黄芪 15g, 防风 9g, 白术 9g, 五味子 6g, 麦门冬 6g, 红枣 9 枚。

做法： 将药材洗净后加入 1000mL 的水，用大火煮开后，再用小火煮 15 ~ 20 分钟即可。

功效： 适合在哮喘缓解期饮用。

适合年龄： 2 岁以上；6 岁以下减半。

小提醒： 感冒初期不建议服用。

养气健脾汤

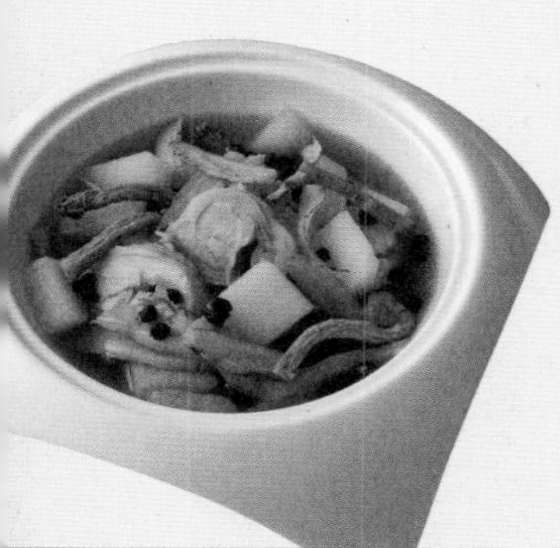

食材： 鸡腿 1 只、山药适量、黄芪 9g，党参 9g，五味子 3g，麦门冬 6g，生姜 3 片。

做法： 先将鸡腿汆烫。锅内加入适量的水，大火煮开后放入药材和鸡腿，再以小火煮 30 分钟，加入适量的盐调味。

功效： 适合食欲不佳，容易呼吸道过敏、感冒的小朋友服用。

适合年龄： 2 岁以上。

三伏贴——改善孩子体质，预防疾病

三伏贴能改善孩子的体质

三伏贴是在三伏天进行的防治疾病的中医疗法。一年之中最热的时候将辛温香窜的药物敷贴于特定的穴位（因人而略有不同），来帮助排除体内的寒邪病气，进而达到冬病夏治，也就是“治未病”的目的。

3岁以上的孩子即可接受三伏贴

三伏贴可治疗过敏性疾病，如过敏性鼻炎、哮喘、特应性皮炎、湿疹、肠胃道不适（如常腹泻）、反复性感冒及久咳不愈等。

孩子3岁之后即可接受三伏贴。三伏贴有一些禁忌，如孩子发烧时不建议敷贴。热性疾病须由医师辨证后选用合适的药材、穴位进行治疗。

敷贴时要注意的事项

体内寒气较重的孩子，敷贴后可能会出现突然鼻涕或痰增多的情况，个别孩子局部会起小水疱，这都是体内寒气向外排出的现象，不必担心。水疱一般不做处理，保持表面干燥可自然吸收，大多持续2～3天便会改善。如果小孩皮肤比较敏感，可减少敷贴时间。

此外，敷贴后若起水疱较为严重或有红肿反应，只须复诊追踪，由医师处理即可，不要过度紧张。根据观察，病患进行贴敷时若有刺激感、局部红肿，甚至起水疱等症状时，其疗效相对比较好。

饮食忌生冷辛辣

贴药当天禁食生冷、辛辣刺激或烧烤之类食物，因为这些食物会让药物功效减低或让身体过于敏感，进而产生不适。三伏贴的目的是要让体内寒邪得以外出，若贴后恣食生冷必然会影响药效。因为敷贴药物多为辛热之药，所以不建议过食辛辣刺激或油腻之物，免得身体产生过度反应，引起皮肤红肿发痒。

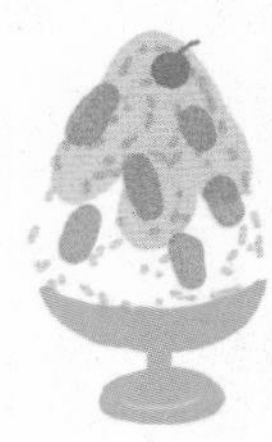

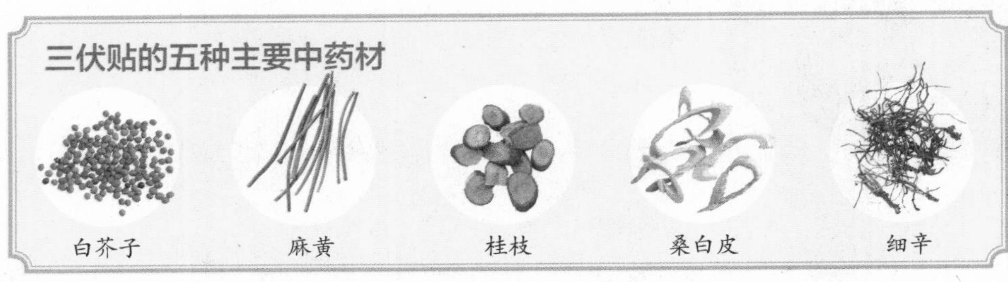

吃冰伤阳气，对健康伤害极大

天气热，很多小朋友为了消暑气，特别喜欢吃冰。吃冰虽然能让人暂时感到畅快，但事实上越吃越渴，且长期下来会给身体造成很大的负担，所以家长应该避免孩子养成从小吃冰的习惯。

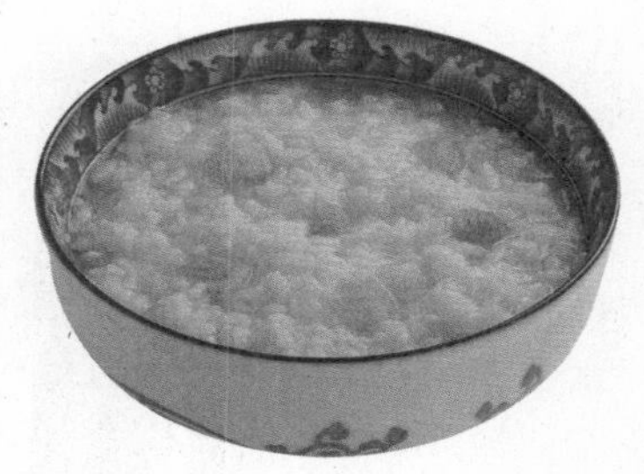

●早餐吃热粥，一段时间后过敏性鼻炎发生的概率就会大幅降低。

改善早餐的饮食习惯

过敏体质的孩子，只要吃对早餐就能改善体质。有家长遵照我的建议让孩子早餐改吃热粥，一段时间后过敏性鼻炎发生概率大幅降低。其实做粥一点也不难，只需晚上先做好，第二天再温热即可。许多人之所以无法做到，是因为长期以来的饮食习惯无法在一朝一夕改变。但是总是要做些生活上的改变，才能真正改善身体的体质。

常吃冰会让身体处于虚的状态

益生菌不能在太冷或太热的环境下生存。人体内的化学反应要在一定的温度下进行才能发挥最佳效果，所以长期吃冰对身体有负面影响。中医认为吃冰会伤阳气，当冰冷食物进到肠胃道，身体必须用很多能量去处理冰凉的食物，从而丧失很多热能。时间一久，身体便处于能量低下也就是身体虚的状态，表现出来的却是过热、发炎的反应，这是身体发出的求救信号，千万不可忽视它。

此外，吃冰会引起肥胖。有些小朋友平常吃得不多，身材却很胖，这大多是跟爱吃冰有关。冰品大多属于高热量食物，糖分高，会破坏食欲，孩子吃完冰可能就吃不下正餐，使得营养摄取不均衡。必须提醒父母，小孩喜爱吃冰，多半是大人给养成的习惯。最好让孩子习惯喝温开水，即使天气很热，温开水依然是最好的饮品。

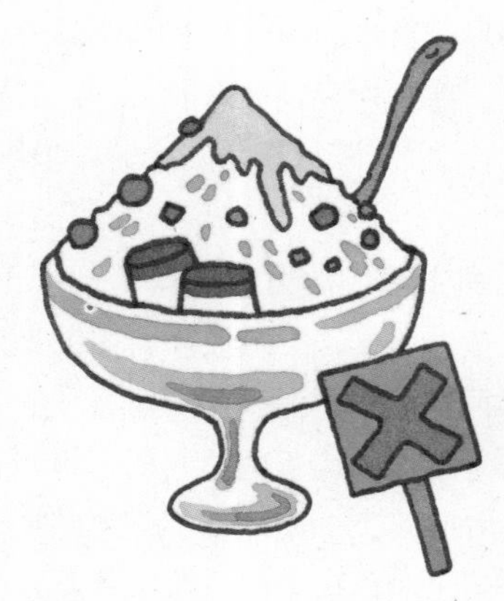

感冒勿拖延，中医治疗效果好

天气一变化，孩子就很容易感冒。孩子半夜一发烧，妈妈就束手无策。其实中医疗法是孩子感冒时很好的选择！

中医强调让孩子拥有自愈力

每次孩子一感冒，诊所跑了好几回，医师也只能予以对症治疗，或是叮嘱多喝水、多休息、多观察，一次感冒总要拖上一星期甚至更久……这是许多家长的亲身经历吧。眼看孩子瘦了一大圈，身体越来越虚弱，家长除了心疼之外，也常会思考，难道没有更好的方法吗？当然有！中医疗法就是孩子感冒时很好的选择！

自古至今，中医对感冒的治疗一直有很好的疗效。中医采取驱邪外出的方式，加强自愈的能力，帮助调整人体的状态，使之恢复到原有的平衡，缩短感冒病程，并且降低孩子感冒的发生概率。

天气一变脸，全家来挂号！

天气一转冷，诊室顿时多了许多因外感风寒而不适的病人。曾有全家一起来挂号求诊的，爸爸、妈妈、姐姐、妹妹同时感冒，一家人都不停地咳嗽，而且孩子之前正在调理过敏性鼻炎。

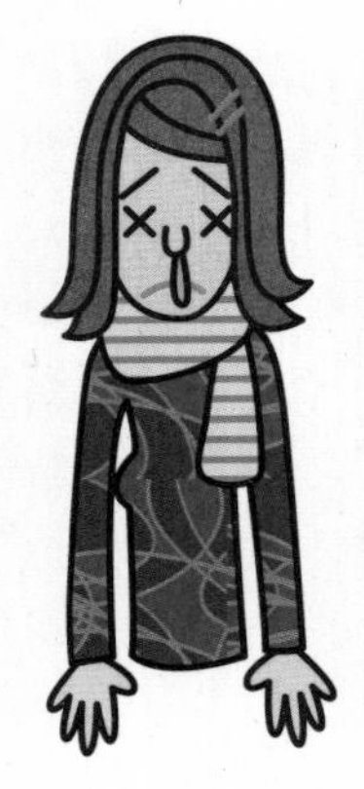

孩子爸爸有些不耐烦地说："怎么过敏性鼻炎还没见好，小孩子已经吃了两三周的药了。"我回答："因为感冒了，病情当然会加重，但是过敏性鼻炎只要能坚持治疗两三个月，一定会改善的，等到完全没有症状后，就不需要再服药。"孩子爸爸说："那中医治感冒会不会很慢？"我回答："你先回去好好吃药，这阵子不要让小孩子吃水果，因为水果多为寒凉，多吃会加重感冒的症状。"这位爸爸应该是带着将信将疑的心情离开诊所的。

没几天，这个家庭复诊了。不同于上次在诊间就听到外面不间断的咳嗽声，这次进入诊室未听到任何咳嗽声。我问："感冒好些了吗？"孩子爸爸答：

“好多了。”再问：“那过敏性鼻炎呢？”孩子妈妈说：“现在也改善很多了。”我特别提醒：“药还是要让小孩子继续吃，要吃到完全没有症状才可以哦！”这位爸爸这次没有再提及过敏性鼻炎的事。我相信他对中医的治疗增添了更多的信心。

感冒连吃一个月抗生素，越吃越虚弱

只要天气一变得湿冷，门诊上看感冒的病人就会明显增多。再举一个案例，一位长相清秀的小女生初次就诊时，脸色苍白、背微驼、双手环抱胸前，语声无力地叙述自己一个月前开始感冒，先去看西医，服用了一星期的抗生素，但是感冒并未痊愈，还是继续咳嗽、多痰，半个月前开始出现头晕、恶心、前额痛、后头痛、胸痛到背部的状况，到现在已吃了近一个月的抗生素，还是很不舒服，根本无法上学，所以只能请假在家。旁边陪伴的妈妈脸上满是担忧的神情。当时我先为她针灸，缓解胸痛的状况，针灸后她表示胸痛已好多了，于是我开了一星期的中药先请她回家服用。

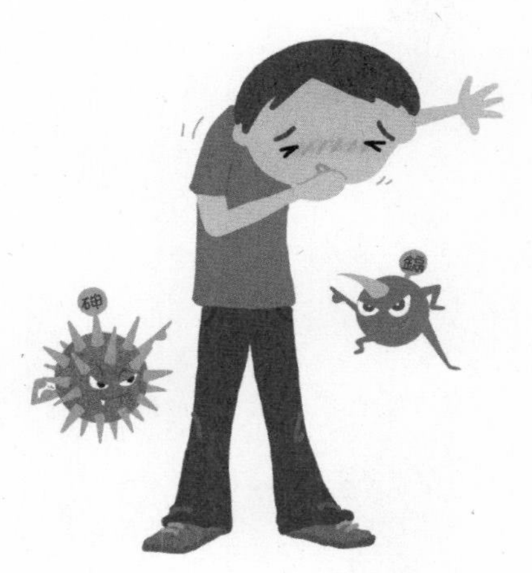

一星期后小女生来复诊，她说：“已经没有恶心的感觉了，但头还是偶尔会晕，头痛与胸痛的状况都好多了。”这时的她脸色明显和上次不一样，说话也比较有力气了。又过一星期来复诊，我问她：“还有什么地方不舒服吗？”她想一想后回答：“偶尔会有微微的头晕。”在第四次复诊时，我看着面色红润的她问道：“这星期还好吗？”小女生笑着告诉我：“都已经好了，而且本来每个月都会痛经，这次月经来时居然没有痛。”相信她下次感冒时，首先想到的应该是去找中医！

感冒勿拖延，初期中医治疗效果好

我在临床诊治时，发现许多病人往往都是拖了好多天，或是先自行吃西药无法缓解后，才会想到来看中医。但是，在治疗感冒方面，往往初期的治疗最重要，只要风邪仍在表，就比较容易快速治愈，但若是邪气深入身体后，身体康复的时间往往会较久，病情也可能更严重。健康真的是掌握在自己的手中，就看您如何对待自己的身体了。

掌握治疗方向、时间，有效缩短感冒病程

中医治疗感冒是通过中药驱邪外出，或者是加强自身正气(自愈的能量)，加速疾病的恢复。中药用来调整人体的状况，使之恢复到原有的平衡，而非单纯地针对细菌或病毒。不论大人或小孩，只要在感冒初期症状出现时，赶紧服用中药，让寒邪外出不深入体内，过不了几天就可以恢复了，也曾有病人当天不舒服就赶紧就诊服药，当晚就痊愈了。

其实我在治病的过程中体会到，不管做任何事，方向是最重要的，其次就是把握时间，不要等到事态变严重了才付出更多的心力去解决。

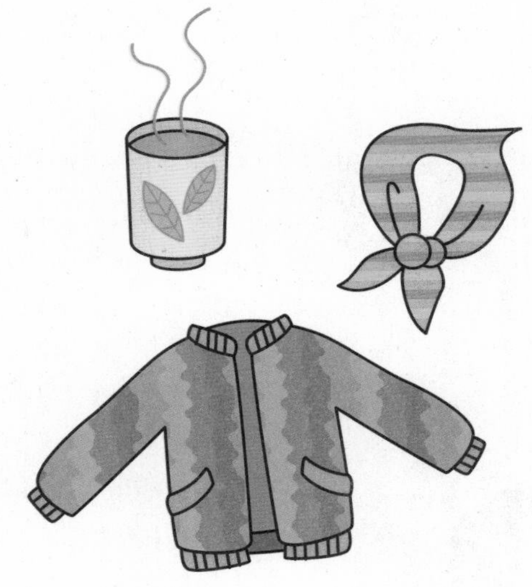

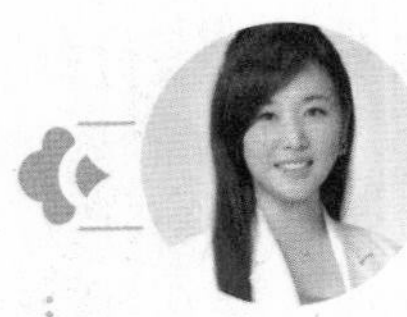

中医妈妈的小叮嘱

自己小孩感冒时，我的治疗经验是只要孩子一有症状便马上以中药治疗，并加快服药频率。例如，本来一天服用三包药，改成2～3小时就服用一包，治疗效果非常好。

记得之前怀孕时，有一次太多人因为感冒求诊，使得平时没有戴口罩习惯的我，也出现些微不适。心想：可能感冒了。加上因为实在太忙了，忙到没时间为自己配药，第二天就开始出现流鼻涕、咽喉痒、头重、身倦、痰多的现象，我赶紧在当天晚上帮自己配了些药，并戴上口罩以避免传染给他人。隔天出现咳嗽，鼻涕仍持续在流，并有怕冷的现象，我采取增加服药频率的方法，过了两天症状就明显改善了。

孩子感冒的正确处理方法

孩子虽然有感冒的症状，但没有发烧，又有食欲，且精神也很好，就可以先在家观察一下状态。若发烧到 38.5℃以上，食欲不佳，活动力突然减弱，情绪很不稳定，且发生在半夜，那就必须尽快去医院。

看起来痛苦，呼吸急促

精神不振，脸色不好

咳嗽或流鼻涕，高烧，活动力减弱

→

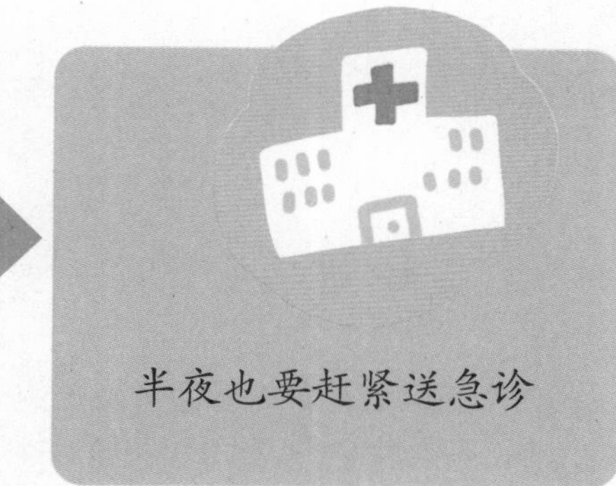

半夜也要赶紧送急诊

没有食欲

睡不好

咳嗽或流鼻涕，伴有发烧

咳嗽或流鼻涕的情形越来越严重

→

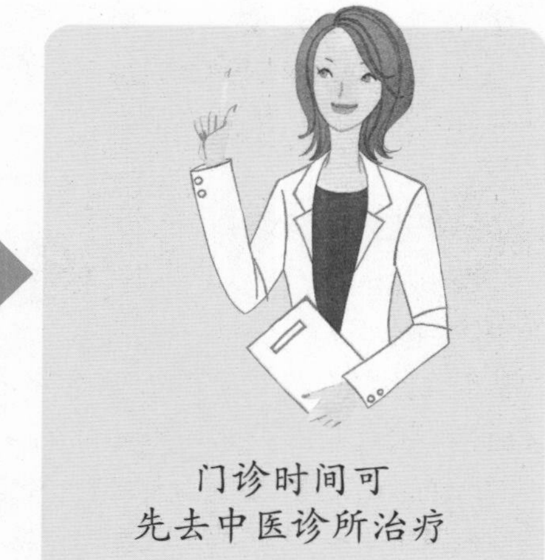

门诊时间可先去中医诊所治疗

咳嗽或流鼻涕，但活动力正常又有食欲

→

可先在家观察

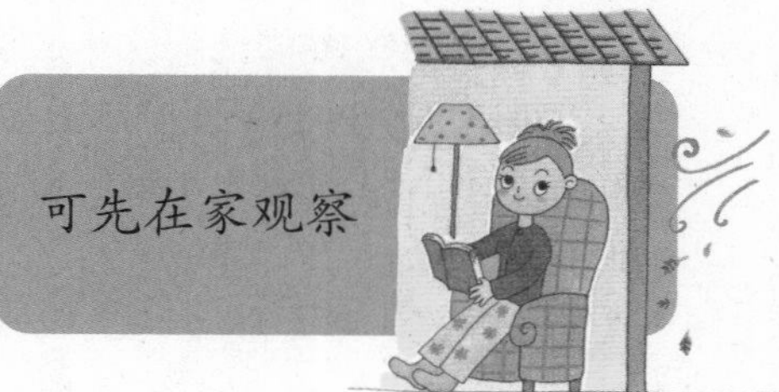

感冒症候群

发烧

中医认为，肺主皮毛，若皮肤毛孔被风、暑、寒、湿、燥、火之淫邪闭塞，导致肺气失于宣降，内热郁积，就会产生发烧的状况。

别光想着退烧，应观察全身状态

在流感大流行的时候，大多数的病人多以咳嗽为主，少部分出现肠胃道不适，小孩则很容易出现发烧的情况。发烧究竟该不该马上退烧？最新研究发现，马上使用退烧药或冰枕退烧不利于病情的恢复。

针灸搭配正确用药频率

有一晚，诊室来了一位小病人，妈妈很详细地述说着这位小朋友的病史，包括很容易一感冒就咳嗽且引发哮喘的体质，以及之前使用过哪些药物，等等。因为孩子正在发烧，我建议先接受针灸治疗再服用中药，针后特别嘱咐回家后用热一点的水帮小朋友泡个澡，要出出汗，烧才容易退。一旁的爸爸有些不耐烦，不知是因为我太啰唆，还是这位爸爸不太认同，不过妈妈倒是很认真地记下我说的话。

隔天妈妈带着小朋友再次就诊。小朋友仍旧没有出汗，在家量体温介于38℃ ~ 39.5℃，是不是应该用退烧药呢？我摸了摸小朋友的额头，完全无汗，再摸摸其脸颊和双耳，比昨天还烫。看看昨天开的药是对证的，再询问服药和泡澡的情况，才知服药的频率不对。这位小朋友不爱泡澡，也不爱喝温开水。再帮这位小病人针灸后，叮嘱妈妈如果没有出汗，仍旧发烧，就两小时吃一包中药。

妈妈很认真地听完后告诉我，她很希望让小朋友持续吃中药，因为上次感冒吃了西药后断断续续地发烧、退烧，持续了四天。但她的丈夫似乎不太能接受中医。我告诉妈妈，如果先生想带小朋友去看西医当然可以，但是相信西医医生也不会建议一发烧就马上退烧的，观察小孩的活动力才是重点。

到了第三天，诊室外传来熟悉的声音，又是昨天的那个小朋友，没有哭闹，没有咳嗽，听得出来是开心的声音。轮到这位小朋友看病了，我按了灯号，

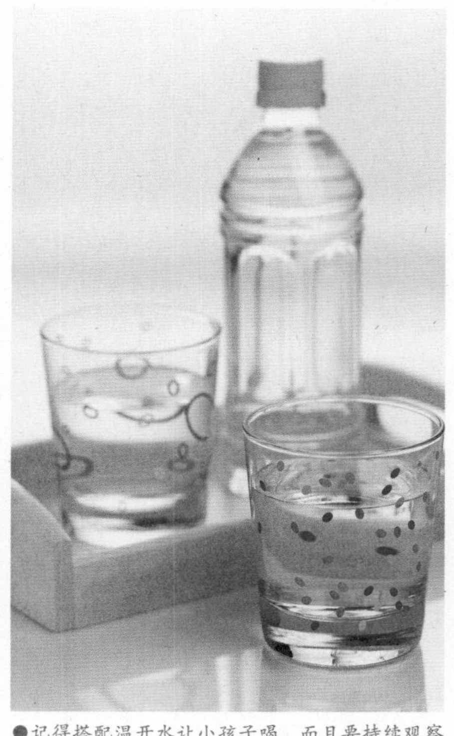

●记得搭配温开水让小孩子喝，而且要持续观察孩子的活动力，只要活动力良好，不需太过担心。

他拿着一个黄色的玩具车蹦蹦跳跳走进来。有些不一样，这次换了爸爸单独带小朋友来就诊。已无外感的现象了，摸摸额头，发际间有些微的汗水，发热已退。爸爸说："昨晚就不发烧了，咳嗽的频率也少了很多，白天几乎没有咳。"我为其开药后，特别嘱咐因为烧已退了，之前的药别再吃了，爸爸说："药吃完了！因为多吃了一些。"

服用中药颗粒剂，药效没有汤药来得快，所以可增加服药的次数，让身体快速地痊愈。这位爸爸的态度和上次真的很不一样，也许中医在他的观念中已经有了改变。

贸然退烧，邪气流连更不利！

发烧其实是人体的自我保护措施，是正气与邪气相争自然产生的反应，出汗让邪气有所出路，邪气退了，人体自然恢复应有的健康。利用中药帮助人体微微出汗，汗出了，邪气也出来了，感冒就能较快速地痊愈，而不会产生其他的病变。若贸然退烧，很容易让邪气流连，邪无所出，索性就定居体内，不仅延长了生病的时间，更可能使邪气深入，导致肺炎或其他器质性的病变，或者在节气转变、人体正气虚衰时再度发病。小小的感冒，唯有正确的处理，身体才能快速康复。

中医退烧的四大建议

1. 不躺冰枕、不吹冷气、不随意吃退烧药。

2. 穿透气的薄长袖衣、长裤，盖被保暖以利微微出汗。

3. 不吃寒凉性的水果、蔬菜，以及不利消化的食物，如面、米粉、糯米。

4. 发烧，食欲不佳，可少量多餐，吃喝都以温热为主，最好是喝热粥。

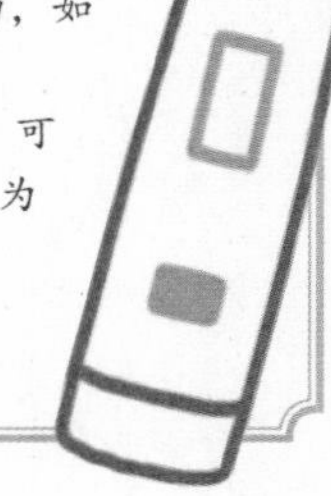

喝热稀粥、盖被子，出出汗帮助退烧

孩子感冒初期有低烧，而且没有出汗，这时候建议妈妈准备一浴盆温度约38℃～40℃的热水，让孩子浸泡一下，流点汗。浸泡后要立刻将身体擦干再出浴室，不可吹到风，也不要让孩子继续玩耍，最好是喝杯温水，盖条被子再睡一觉，流些汗后，烧就会退了。

而在饮食方面，对肉、黏滑食物要忌口。妈妈可别因为孩子生病，或担心孩子食欲变差，就特地准备他爱吃的食物。小孩发烧食欲不好，若强迫他多吃或吃得太过油腻，都会加重肠胃负担，进而影响身体的恢复。有时既要聆听专家的意见，也要听听自己身体的声音。

在汉代经典医书《伤寒论》中，就已经提出利用喝热稀粥和盖被子的方式帮助身体出汗，但要注意的是微微地出汗即可，不可大汗淋漓，否则，反而会让身体元气过虚，病邪流连不去。智慧就在日常的生活中，古人很早就认识到了，而我们却绕了好大一圈才验证明白。

对哪些食物要忌口？

忌口对于病情的恢复是很重要的！感冒期间应避免吃到生、冷、酸的食物。

感冒期间要禁止进补（例如，不吃高丽参、炖羊肉等），否则，会让病邪流连不去，不利身体的康复。除非感冒已拖很久，一直使用抗生素后体虚，或久咳超过两三个月，才可用一些补气食物帮助身体恢复。

发烧时这些食物孩子要忌口

生

主要指未煮熟的食物（例如，生菜沙拉）。寒凉水果也要少吃，如，梨、瓜类、西红柿、猕猴桃等。

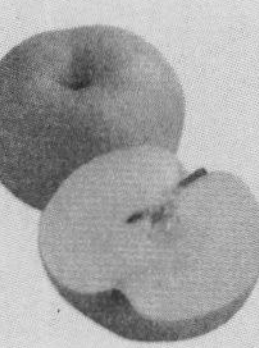

冷

指低于身体体温的食物。

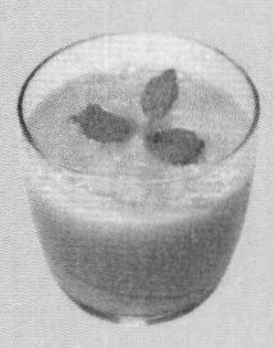

酸

尝起来带酸味的食物要尽量避免食用。中医认为“酸味”会使邪气滞留体内，容易使病程延长，不利身体痊愈。

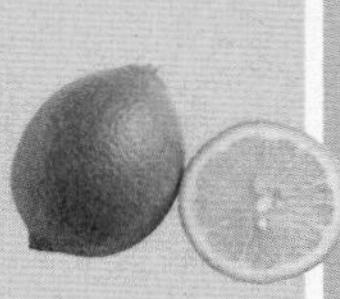

其他

不要喝茶，以免加重体内的寒凉；不喝牛奶，不吃甜食，以免加重生痰的状况。

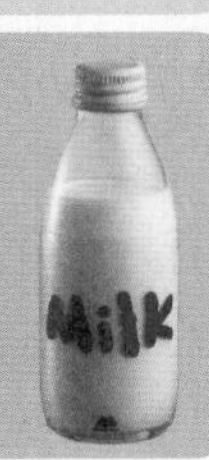

擅用“厨房里的中药材”帮助发汗退烧！

对于初期感冒，其实妈妈利用“厨房里的中药材”就可以达到发汗退烧的目的。厨房哪来的中药呢？它们就是妈妈炒菜必备的“葱”和“姜”。

妈妈照顾发烧的孩子时，在水分补充方面可给孩子喝些葱姜水（葱白连须煮），或是吃加入葱白与姜泥熬煮的热粥，都可帮助发汗，达到退烧的效果。

退烧好帮手，葱姜小档案

葱

性味： 性温，味辛。

成分： 碳水化合物、维生素 C、大蒜素、蛋白质。

功效： 发汗解热，散寒，活血健胃，解毒消肿，消除风湿麻痹。

姜

性味： 性温，味辛。

功效： 发汗散寒，温中止呕，祛寒痰，解鱼蟹毒。

妈妈必学 风寒感冒食疗方

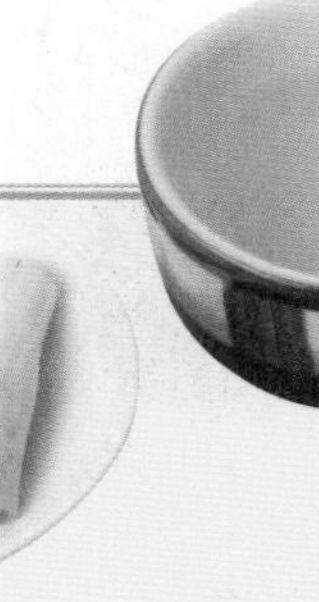

葱姜汤

食材： 葱白、带皮的生姜。

做法： 大约 300mL 的水和 7 ~ 9 片生姜一起煮 3 ~ 5 分钟，熄火前放入 3 ~ 5 条切细的葱白，煮 30 秒即可，趁热喝下，身体就会舒服多了。

功效： 治疗感冒初期症状，如，咽痒、头痛、肌肉酸痛或怕冷等。

适合年龄： 1 岁以上。

小提醒： 葱白具有抑菌效果，对感冒初期的症状有很好的疗效。由于葱白的效果主要在于其内含的挥发油，所以不能久煮，以免失效。

注意： 咽痛、痰黄者不适合喝。

咳嗽

小孩咳嗽不停，确实让许多父母担心。治疗咳嗽，一定要对证下药，因为同样的药方不一定适用于每个孩子！

咳嗽期间千万要注意饮食

门诊上经常接连几天遇到许多因为咳嗽或发烧就诊的病人。以咳嗽而言，适合你的中药方不见得能够套用在别人身上，因为咳嗽可细分为风寒型、风热型、风湿型和风燥型，每一型的适用方都有差异，但相同的是，在感冒期间应以热稀粥作为主食，不碰油腻和刺激性的食物，避免加重肠胃的负担。中医认为，脾（土）为肺（金）之母，调理好脾胃才能有助于疾病的康复。

另外，要特别注意的是咳嗽期间不要吃甜食！许多家长觉得孩子生病很可怜，就给孩子一些爱吃的饼干之类的甜食，结果原本治疗得很顺利，现在又开始咳不停，后来才发现原来就是甜食惹的祸。

妈妈必学 缓解咳嗽的茶饮

陈皮姜茶

药材： 陈皮 5 ~ 6g、生姜 7 片，水 500mL，也可加桂枝 1g。

做法： 将药材一起煮 5 ~ 7 分钟，趁热喝，一天喝两次。

功效： 适合咳嗽有痰、量多，鼻涕呈水状的孩子。陈皮有化痰功效；生姜也可化痰，而且有止咳、发汗的作用。

适合年龄： 2 岁以上。

雪梨炖陈皮

食材： 雪梨、陈皮。

做法： 加水或不加水皆可，若要加水，约 50mL 即可。陈皮放雪梨周围，或将部分陈皮放在去籽的雪梨中，一起炖，喝汤，吃雪梨。

功效： 适用于干咳，痰很难咳出的小孩。雪梨比较凉，但是煮后凉性减轻，有润燥化痰的功效，能帮助痰咳出。

适合年龄： 1 岁以上。

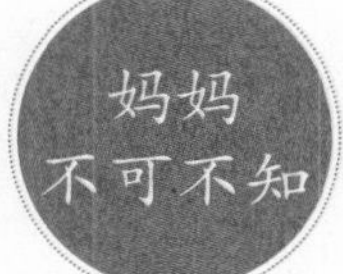

缓解咳嗽的穴位按摩

穴　　位： **列缺**

穴位寻找： 分开一侧大拇指、食指，与对侧虎口交叉，食指尖所到的地方即使穴位，见图示。

功　　效： 列缺属于肺经穴位，止咳效果非常好。临床上对于咳嗽不止的病人，针此穴可使病情得到明显改善。

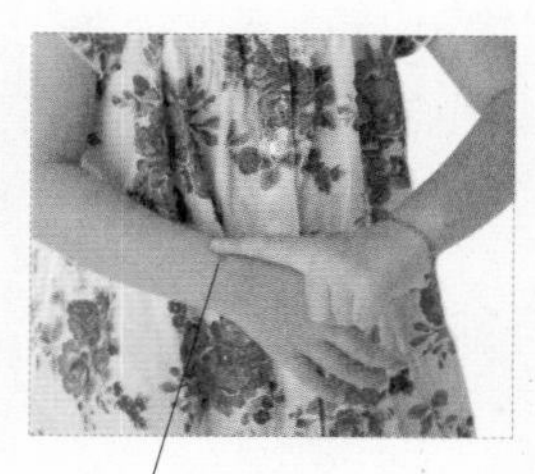
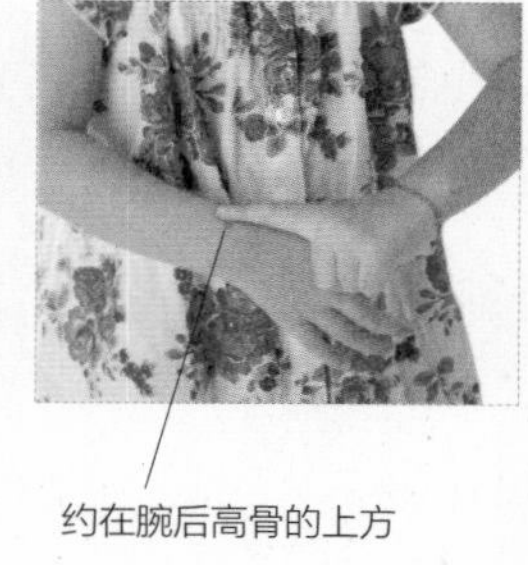

约在腕后高骨的上方

列缺穴

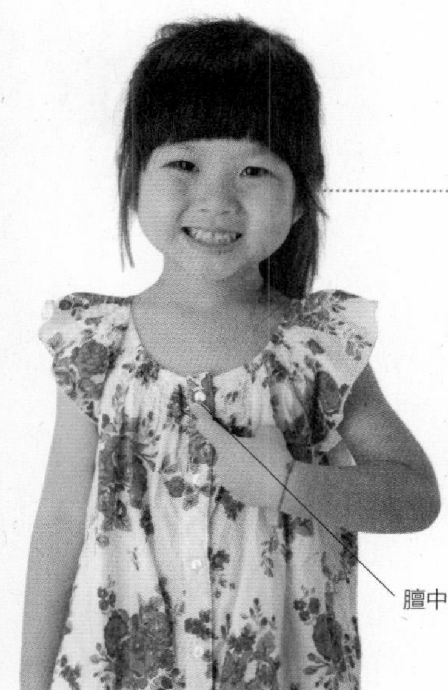

膻中穴

穴　　位： **膻中**

穴位寻找： 在胸部两乳头连线的正中央。

功　　效： 帮助止咳。

列缺穴歌

列缺腕侧上，次指手交叉，善疗偏头患，遍身风痹麻，痰涎频上壅，口噤不开牙，若能明补泻，应手即能瘥。

【注】列缺穴，其穴在腕后侧上一寸五分，两手交叉，当食指末筋骨罅中。主治偏风头痛，遍身风痹麻木，痰壅气堵，口噤不开等症。

流鼻涕

孩子鼻涕流不停，应先确认是过敏还是感冒引起的，然后才能对证下药。在饮食方面务必忌寒凉，也不可让孩子继续吃甜食！

鼻涕倒流，要强健脾胃

如果孩子常鼻涕倒流，就必须增强他的脾胃功能。肺开窍于鼻，中医有所谓“五行相生”之说，脾胃属于五行中的“土”，可以帮助肺（五行中属金），即“土生金”。除了日常生活注意饮食，少碰冰冷食物，还可多按摩小孩的足三里穴（胃经）和阴陵泉穴（脾经），以强健脾胃。

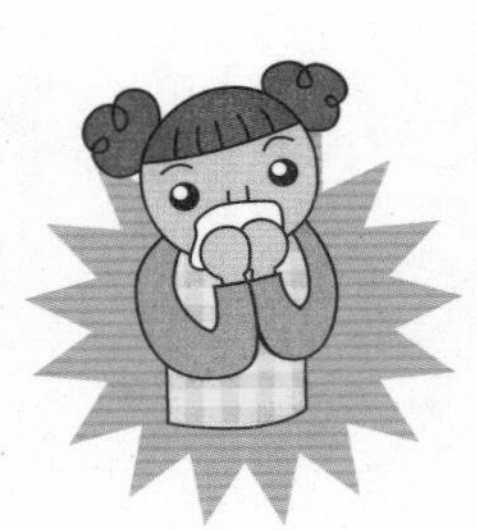

感冒或过敏性鼻炎都可能造成鼻涕倒流，此状况代表鼻子正处于慢性发炎状态，中医则认为是痰湿为患。记住千万不可吃甜食，因为甜食会生痰助湿。西医也有同样的建议，认为甜食会使发炎更严重。

流鼻涕应少吃凉性水果

流鼻涕时，要避免吃凉性水果。曾经有个病人平时好好的，突然有几天鼻涕明显变多，一问才知道是西瓜、番茄等凉性水果吃得太多。

很多人总是喜欢问我究竟多吃什么可以改善自己的体质，却不知道是多吃了某些食物，才让自己的体质变差了。要知道食物其实也是药材，有它的偏性，辣、甜、酸这些特别的味道，就是治疗人体的药效所在。所以，建议找寻一个了解你的体质的中医师给予饮食指导。要知道，少吃什么远比多吃什么来得重要。

至于中医治疗，首先要分辨流鼻涕是过敏还是感冒造成的，找出源头。如果属于风寒型感冒，就给予辛热的药；属于风热型感冒，则给予辛凉的药。感冒有很多症状，包括发烧、咳嗽、鼻塞等，所有症状加在一起就成为证型，知道属于哪一种证型，才能针对这种证型给药，同时解决所有问题。这不同于症状治疗，症状治疗只能缓解一种症状，例如只针对流鼻涕进行治疗，其他症状还是继续存在，这是不太建议的方式。

感冒痰多，先请中医师辨证

如果感冒后痰特别多，要先看痰是属于浓稠的痰，还是水样的痰。中医有很好的化痰药，但还是建议病人要先请中医师辨证，以免药不对证。例如，水状的痰若使用凉性的药，反而加重病情。而且人体是多变的，单就痰来看，可能初期为寒，后期为热，感冒刚开始痰是水状的，久了就变得浓稠。所以，最好由中医师先辨证，不要自行判断进行调理，这样才会比较安全。

妈妈不可不知 缓解鼻塞的穴位按摩

穴　　位：迎香

穴位寻找：在鼻翼外缘中点旁，鼻唇沟中。

功　　效：过敏小朋友可多按压“迎香穴”，按摩时往鼻梁骨推，可改善鼻塞。多按压此穴，鼻塞可获得改善，黑眼圈也会逐渐消失。

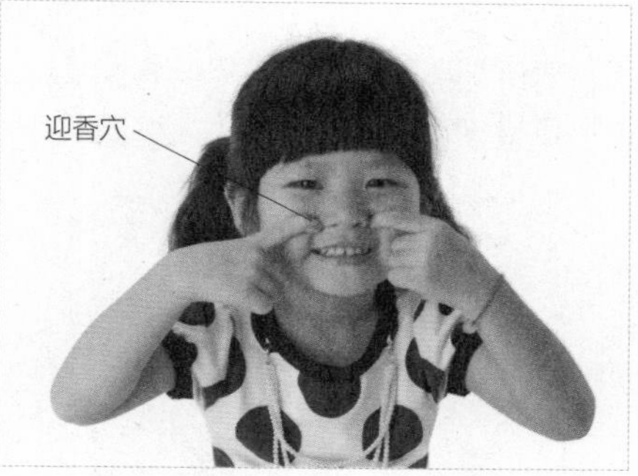

妈妈必学 缓解流鼻涕的茶饮

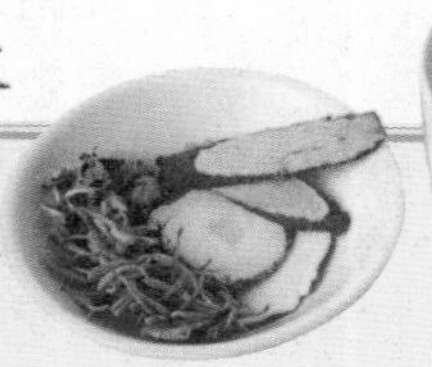
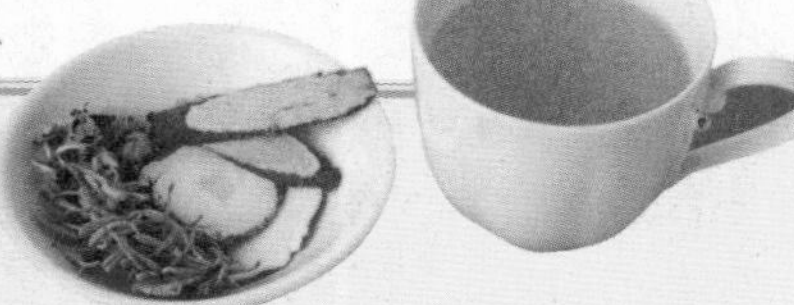

中医治疗鼻涕倒流，会使用清热利湿、化痰开窍的药，例如擤出很浓稠且偏黄的鼻涕，表示已有化热状态，可使用以下茶饮改善。

辛香味茶饮

药材：辛夷 3g，白芷 6g，金银花 6g，菖蒲 6g，甘草 5g。

做法：将药材加 700 ~ 800mL 的水煮 10 分钟，当茶饮。

功效：方中药材味属辛香，辛能发散，香能通窍，可缓解鼻塞症状。

适合年龄：3 岁以上；6 岁以下减半服用。

流感

每到秋冬流感高峰期，父母们特别担忧孩子。中医主张在流感发生初期就要及时治疗，根据病情用药，并增加服用频率。

中医归为“疫病”，治疗要及时

每年到了流感高峰期，家长就特别紧张。其实，无论流感或新型病毒感染，都可以借助中医调养达到预防的效果。

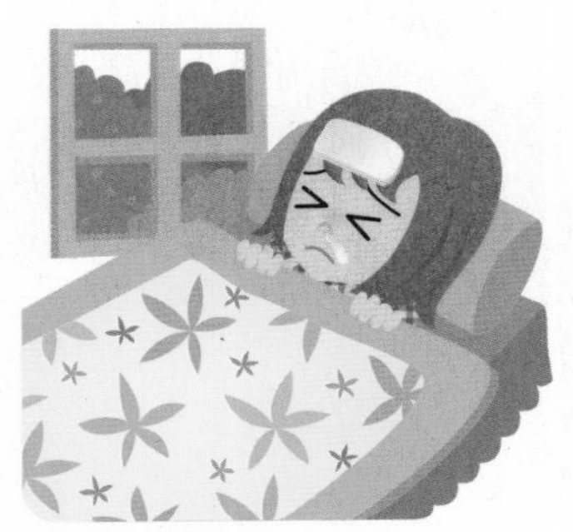

早在300多年前就有医家提出疫病的传染途径：“此气之来，无论老少强弱，触之者即病。”当时记录的发病症状主要为，开始时出现怕冷、寒战，不久后即发烧，之后出现只发热不怕冷的情形，2～3天后，常见脉不浮不沉而数，昼夜发热，傍晚更严重，并出现头痛、身痛的状况，和现在的流感症状很相似。对此，中医提出“客邪贵乎早逐”的观点，就是强调在感染初期便要及时处理。

加强服药频率

流感初期因有发烧、头痛、咳嗽、咽喉痛等症状，治疗以轻宣开提肺气为主，可选用银翘散、桑杏汤等辛凉轻宣之剂，服用法则宜采取“时时轻扬法”，根据病情调整服药次数及间隔时间，目的是让血液保持稳定的药物浓度，但药物不可过煮，以免药味改变，而无法针对病症发挥作用。这些都是疾病初起用方，实际用药必须因个人的状况与病程作加减。

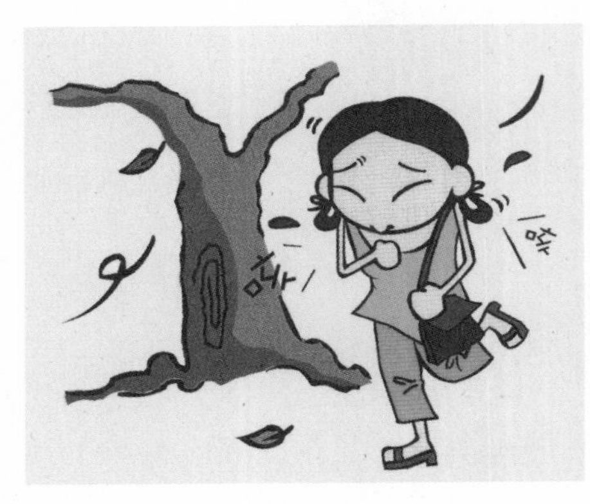

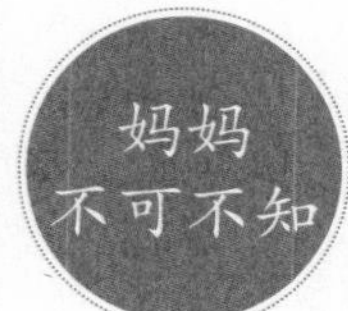

改善流感的穴位按摩

穴　　位：足三里

穴位寻找： 膝盖外膝眼下四横指，胫骨外旁开一指处。

功　　效： 调节身体机能，增强抗病的能力。

小 提 醒： 可用圆珠笔圆头部位，以揉压 30 秒放松 10 秒的频率，一次按摩 10 ~ 20 分钟，每天按摩 3 ~ 5 次。

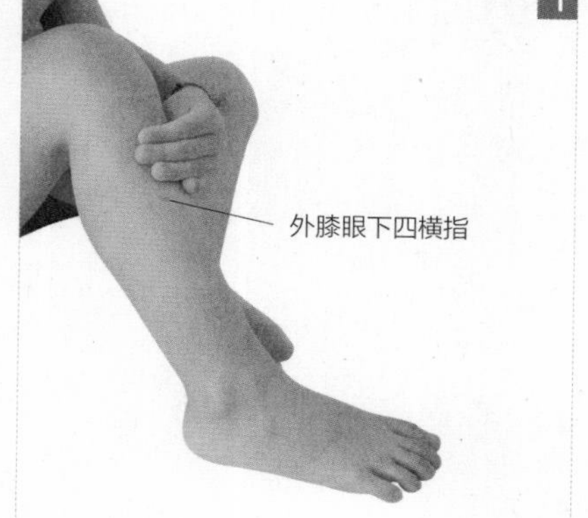

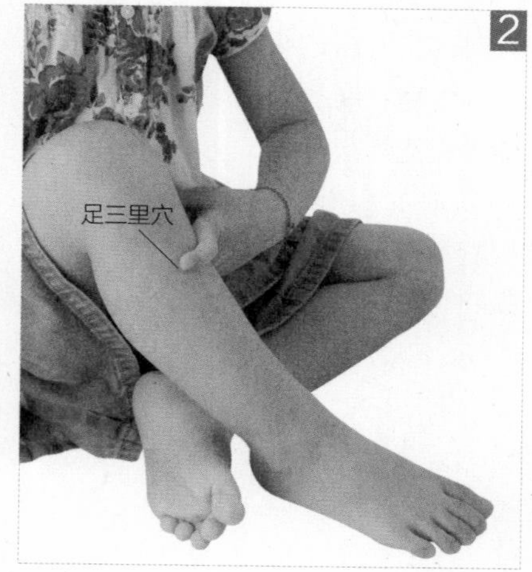

足三里穴歌

三里膝眼下，三寸两筋间，能除胸胁痛，腹胀胃中寒，肠鸣并泄泻，眼肿膝胫酸，伤寒羸瘦损，气蛊证诸般，年过三旬后，针灸眼光全。

【注】三里，足三里穴也。其穴在膝眼下三寸，胻骨外廉，大筋内宛宛中，针五分，留七呼，灸三壮。主治胸胁疼痛，腹胀，胃寒，肠中雷鸣，脾寒泄泻，眼目红肿，膝胫酸痛，伤寒热不已，瘦弱虚损，小肠气痛。但小儿忌灸，恐眼目不明，惟三十以外方可灸之，令眼目光明也。

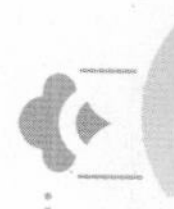
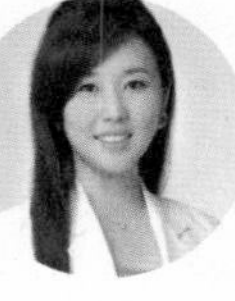

中医妈妈的小叮嘱

平时应保持饮食适量且均衡，尤其早餐一定要吃。不吃早餐，容易造成免疫力低下而得病。此外，要保持良好的运动习惯，骑车、慢跑等都是不错的选择。每天最好在晚上 11 点前就寝，这时段是人体修复机能最旺盛的时候。

肠胃问题

便秘

小朋友胃口不好，偏食，动不动就喊肚子痛，要不就是胀气、便秘、腹泻，这些幼儿常见的肠胃问题，往往让父母手足无措。那么，到底该如何帮孩子调理好肠胃呢？

改善生活习惯很重要

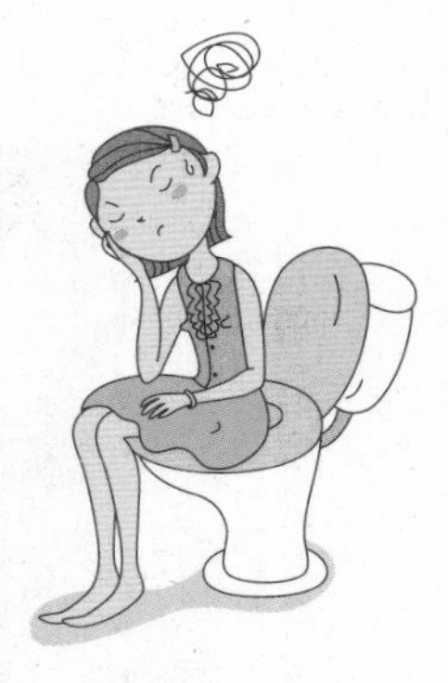

如果孩子有便秘问题，那么，在饮食方面要注意些什么，哪些食物有助改善，哪些应该禁止摄入，是多数父母想知道的。事实上，借助中医的药物治疗、穴位按摩，以及茶饮、膳食的辅助，就能改善孩子的肠胃功能。孩子排斥吃蔬果，水喝得少，而且经常为了贪玩而憋大便，等到想大便时就是痛苦的开始，怎么用力都排不出来，这时该怎么办？父母只能想尽办法，甚至开始动手挖屁屁，真是苦了孩子，累了大人。经常为孩子便秘而苦恼的家长该怎么做才能让孩子大便顺畅？

妈妈首先要会判断便秘。便秘主要表现为排便次数明显地比之前规律性的排便次数少、粪便质地变硬并造成解便困难，甚至解便使肛门裂伤，导致疼痛或流血等。若发现小儿出现便秘情况，父母就得赶紧找出原因，对症下药。

影响排便的 3 个主要原因

1. 食物方面：高脂、高蛋白饮食容易造成便秘，水分及纤维素摄取增加可改善便秘。

2. 情绪及运动量：运动、放松时大肠蠕动会增强，反之忧郁、不爱运动会使大肠蠕动降低，造成便秘。

3. 药物副作用：经常服用泻药也会引起便秘。

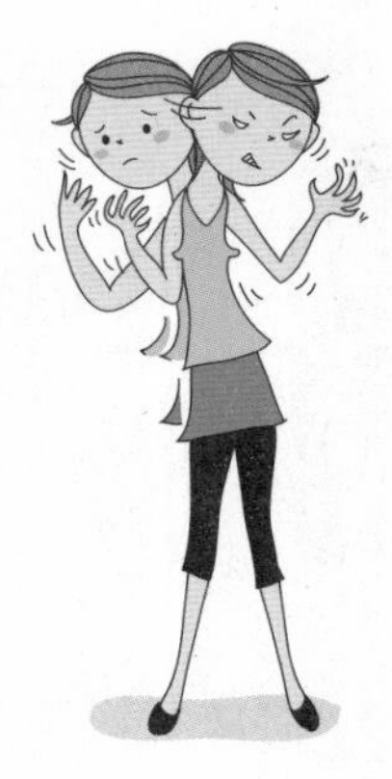

预防便秘的四大原则

患有便秘的小孩，粪便在肠道中停留越久就越坚硬，解便时容易造成肛裂，引起疼痛、出血，小朋友就更害怕排便，从而形成恶性循环。长期便秘的话，可以说祸害无穷。家长平时可以遵循以下几个原则，有效预防孩子便秘。

1. 训练孩子养成正确的排便习惯： 要善用排便反射，例如，吃饭后肠道开始蠕动，就是最好的排便时机。

2. 每天有固定的排便时间： 建立良好习惯，才能降低患便秘的概率。

3. 摄取足够的高纤维： 饮食方面必须多吃富含膳食纤维的蔬菜、水果等，也可以常食糙米粥，对排便都有很好的帮助。

4. 良好的生活习惯： 多运动、多喝水、不忍便。

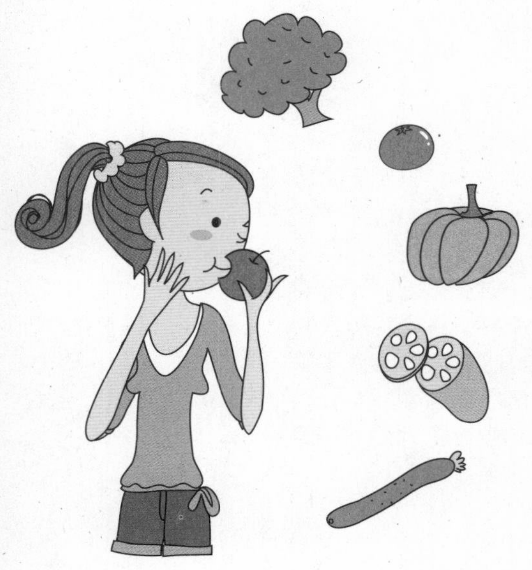

香蕉改善便秘，但并非人人适用

香蕉是可以改善便秘的水果之一。如果孩子排便太硬，可将香蕉洗净，连皮炖熟再淋上蜂蜜食用，这对老人肠道干燥型的便秘也会有帮助。但是，香蕉属于高钾食物，肾炎患者不可多食，而且香蕉性味甘寒，受伤后筋肉酸痛时不要吃，感冒咳嗽时也不适合。

多吃营养丰富的质润食物

可常吃黑芝麻、核桃仁、松子仁、杏仁，这些食物性滑质润，营养丰富，可帮助排便，很适合老人、产妇与儿童食用。

如何观察孩子是否有便秘症状

□腹胀、腹痛：通常排便后腹痛腹胀现象稍微缓解，但不久后症状会加重。

□食欲不振、体重增加缓慢。

□肛裂：粪便过硬会造成排便后肛门裂伤，血丝沾在大便外面或尿布上。由于裂伤之后造成排便疼痛，小朋友反而畏惧排便，造成恶性循环。

□合并尿路感染或遗尿：研究显示，长期便秘的小孩，约有三成合并遗尿，一成会有尿路感染。

□情绪上的影响：长期便秘的小孩有时会焦虑，影响身心发育。

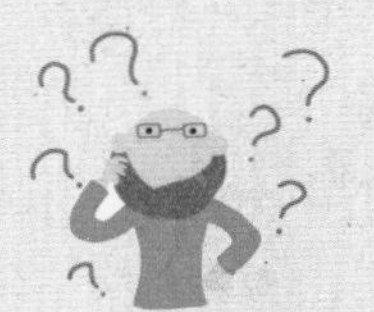

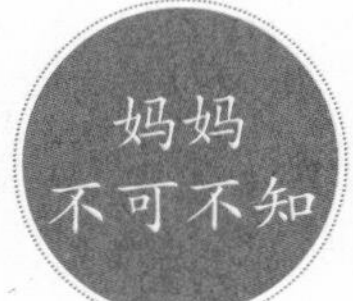

缓解便秘的穴位按摩

穴　　位：阳陵泉

穴位寻找：小腿外侧，腓骨头前下方凹陷处。

穴　　位：丰隆

穴位寻找：外膝眼下8寸，即外踝最高处与外膝眼连线之中点，距胫骨前缘二横指处。

小提醒：“阳陵泉”配“丰隆”是妈妈们一定要掌握的通便神穴。此外，妈妈也可以让孩子多食用蜂蜜、黑糖，或多按摩（顺时针方向）孩子的肚脐，对便秘都有帮助哦！

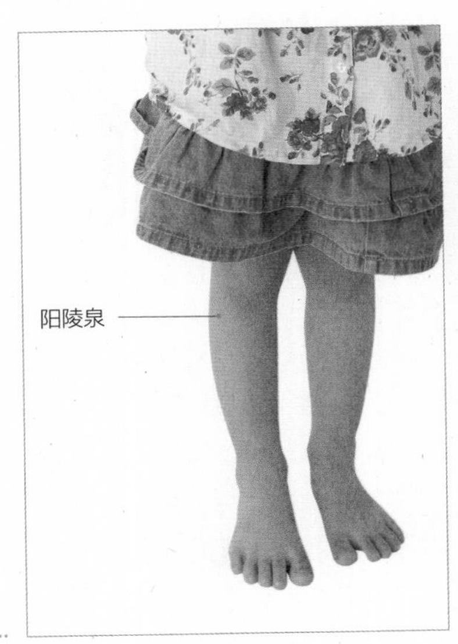

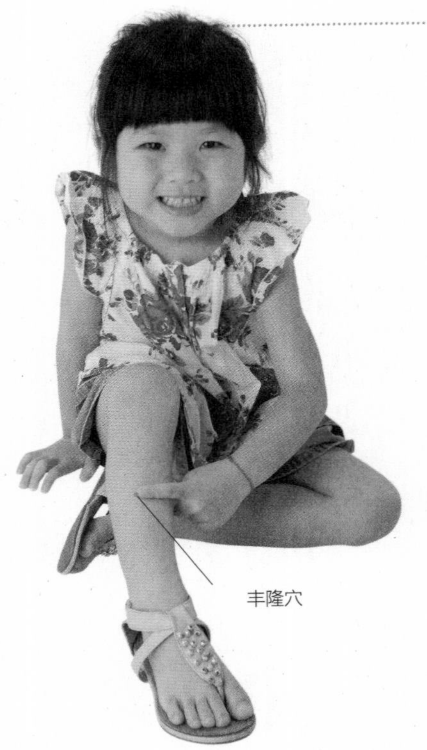

阳陵泉穴歌

阳陵居膝下，外廉一寸中，膝肿并麻木，便秘及偏风，起坐腰背重，面肿满胸中，举足不能起，坐卧似衰翁，针入六分止，神功妙不同。

【注】阳陵泉穴，其穴在膝下一寸，外廉陷中，尖骨前筋骨间。主治两膝肿痛及便秘，半身不遂，腰背重痛，起坐艰难，面目浮肿，胸中胀满，两足疼痛难移，起坐不能支持等症。

妈妈必学 缓解便秘的茶饮

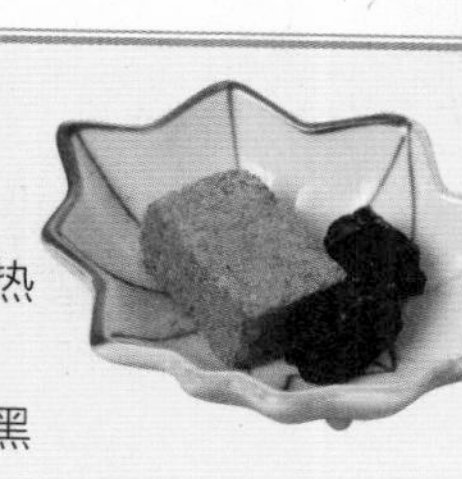

消胀通便茶

药材： 乌梅 5 枚，神曲 0.5g，黑糖 10g(1 匙)，热水 500mL(或一个马克杯的量)。

做法： 将乌梅加入热水中浸泡 5 分钟后，再加入黑糖和神曲拌匀即可。

功效： 神曲称得上是中医的益生菌，有化水谷、消宿食、健脾胃之效。

适合年龄： 1 岁以上。

小提醒： 哺乳期的妈妈不适合饮用这道茶饮，因为神曲有退奶效果。

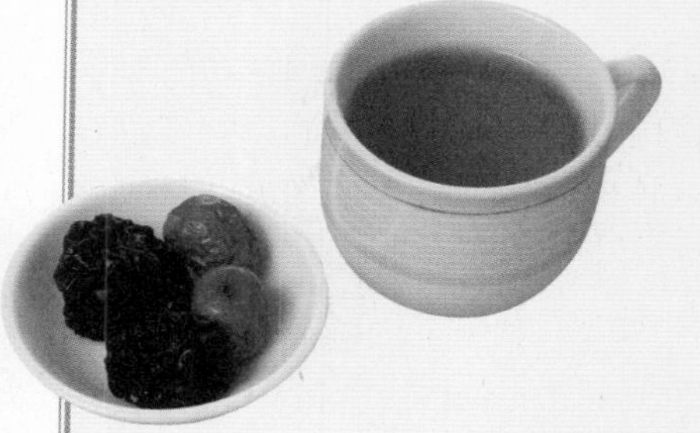

枣泥汁

食材： 红枣 5 枚，黑枣 5 枚，黑糖 10g，水 150mL（或半杯马克杯量）。

做法： 将枣连皮洗净、去核切块，然后与黑糖、水一起用搅拌机打匀，再放入电饭锅煮 10 分钟即可。

功效： 帮助排便。

适合年龄： 1 岁以上。

麦冬蜂蜜饮

药材： 麦门冬 20g，生地 10g，蜂蜜 3 大匙，水 700mL。

做法： 将药材洗净后用开水浸泡 20 分钟，要喝时加入蜂蜜搅拌即可。

适合年龄： 2 岁以上。

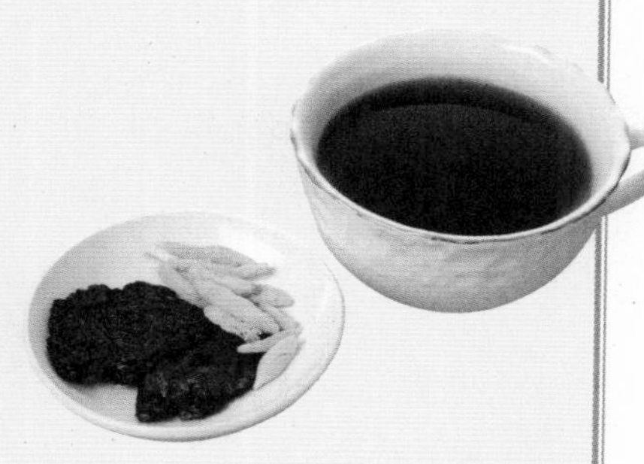

肠胃问题

偏食

偏食通常指不喜欢吃某一特定食品，甚至完全不喜欢吃某一类食物，或只爱吃某几种特定食物。

孩子偏食有原因

孩子偏食是让父母头痛的问题。许多父母在孩子偏食时，常会大声呵斥或威逼利诱，强迫孩子进食，这往往会造成孩子对食物更加恐惧与排斥。幼儿通常在两三岁时开始表现出对食物的喜好与厌恶。在解决偏食的问题前，父母应先了解幼儿偏食的原因。作为父母，你常犯以下错误吗?

□**孩子想吃什么就给什么：**因为溺爱或怕麻烦，尽量满足孩子，造成孩子偏食。

□**以食物作为对小孩的奖赏：**使小孩有作为要挟的方法。

□**用打骂等高压方式强迫进食：**当孩子不肯吃饭或偏食时打骂他，会使他认为吃饭是痛苦的事。

□**父母或保姆挑食：**小孩会模仿大人，父母挑食，孩子也跟着挑食。

□**给予难以咀嚼或吞咽的食物：**造成孩子无法好好进食，对吃饭失去兴趣。

□**时常给孩子零食：**当他的胃里被零食塞满时，自然会影响对正餐的食欲。

□**让孩子边看电视边吃饭：**使他分散注意力，反而不专心吃饭。

□**餐桌气氛不佳：**用餐时没有愉悦的心情，会诱发偏食。

父母过于严厉、强迫性的态度，会让孩子产生抗拒心理，进而讨厌进食。所以，我们在吃饭过程中不要过于唠叨，招致孩子反感，也不要因为溺爱孩子，就纵容他随意进食。要知道，不偏食才是健康的基础，这是维护健康的不变信条。

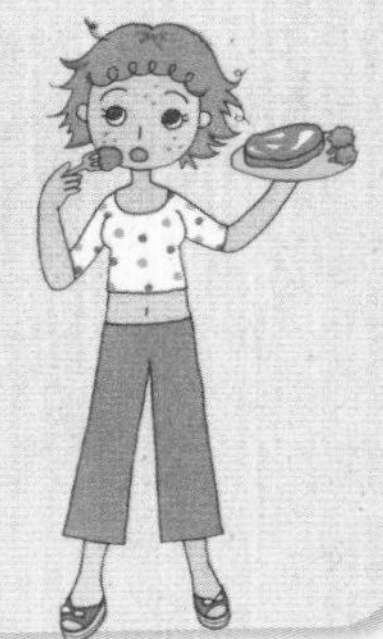

很多小朋友青菜不吃，水果也不爱，饭又吃不多，零食却是整天不离手，这是令家长感到头痛的问题。父母都知道多吃零食会影响孩子的健康和发育，但是怎么做才可以让孩子不偏食呢？对于不爱吃蔬菜的小朋友，妈妈可以常用以下的中药材入菜，可以达到开胃、增加食欲的效果。

1. 肉桂

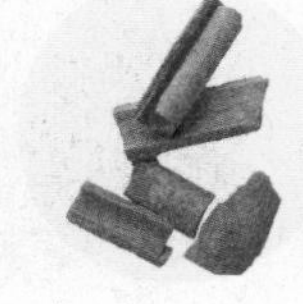

功效：温补脾肾，治脾虚恶食、湿盛腹泻、肢凉怕冷。

如何入菜：炖汤时可加入肉桂 1 ~ 3 克。

2. 八角茴香

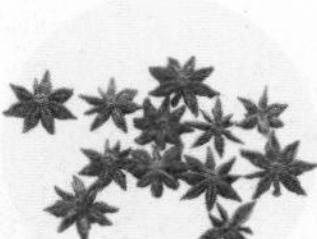

功效：开胃下食，调中止呕。

如何入菜：红烧时可加入烹调。

3. 生姜

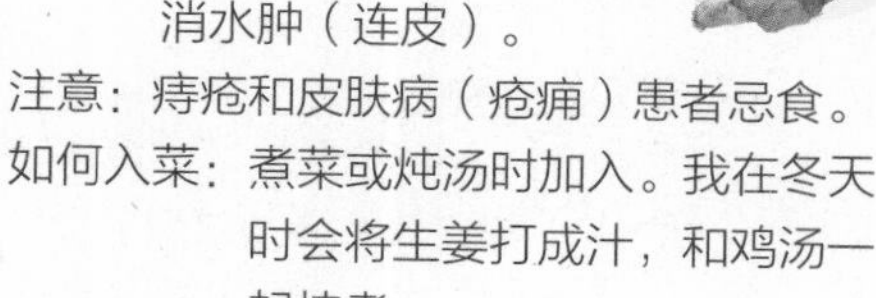

功效：祛寒发表，解郁调中，涤痰下食，止腹泻，消水肿（连皮）。

注意：痔疮和皮肤病（疮痈）患者忌食。

如何入菜：煮菜或炖汤时加入。我在冬天时会将生姜打成汁，和鸡汤一起炖煮。

4. 桂枝

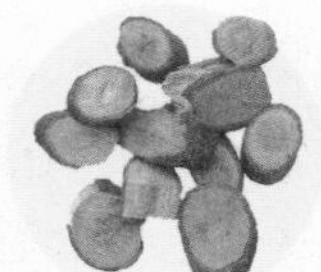

功效：温经通脉，发汗解肌。

如何入菜：红烧肉时可加入一起烹调，约 1g 即可。

妈妈必学　改善偏食的汤品

开胃汤

药材：桂枝 1g，炙甘草 3g，生姜 3 片，大枣 12 枚，麦芽糖 15g。

做法：将药材加两碗水煮成一碗，再加入麦芽糖融化即可。

功效：调理脾胃。

注意：肠胃胀气或呕吐时不要饮用。

适合年龄：1 岁以上。

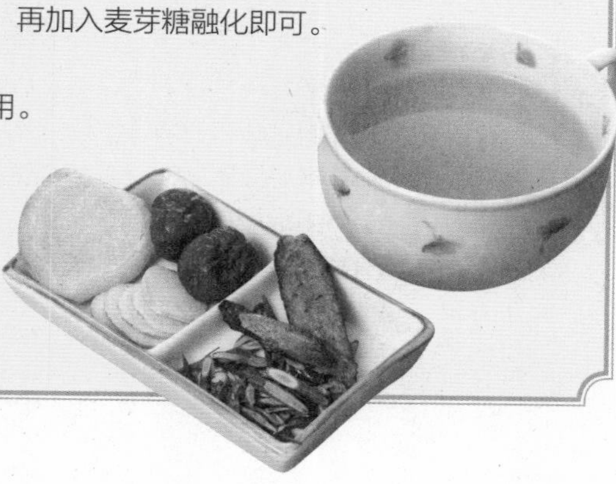

妈妈必学 改善偏食的药膳、茶饮

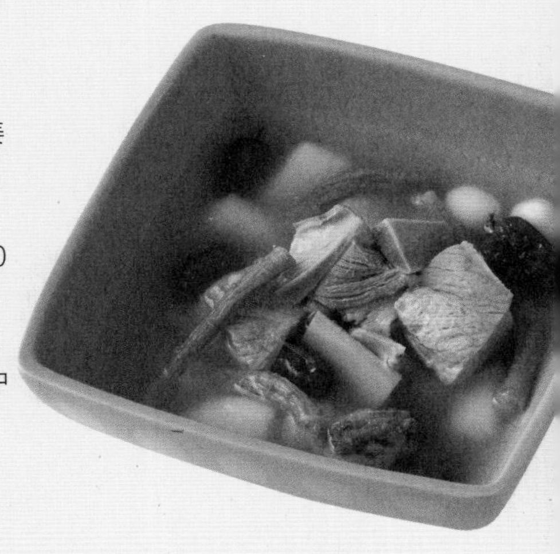

健脾汤

药材： 党参 15g，莲子 20g，山药 20g，生姜 3 片，红枣 6 枚，排骨适量，盐少许。

做法： 1. 将排骨洗净焯水后备用。

2. 将药材和排骨放入电饭锅中炖煮 30 分钟。

3. 加入少量的盐再滚开即可。

4. 食欲不好的小朋友可在炖煮的过程中放些桂枝 (0.5 ~ 1g)。

功效： 健脾开胃，促进消化吸收。

适合年龄： 1 岁以上。

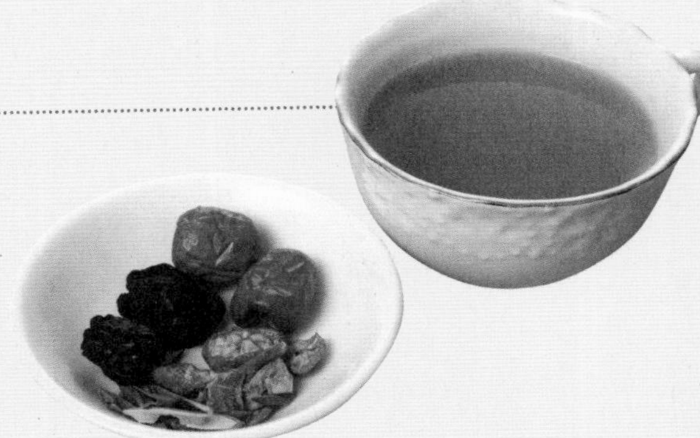

开胃茶

药材： 桂枝 2g，山楂 9g，红枣 9 枚，炒谷芽 3g，乌梅 6 枚，红糖两大匙。

做法： 将除红糖外的材料加 700 ~ 800mL 的水用小火煮 10 ~ 15 分钟，滤出药渣后加入红糖拌匀。

功效： 山楂和乌梅可以刺激消化液的分泌，帮助食物的消化。

※800mL 的水量煮出来约一人份（大人），想要味道浓些，可用最小火煮 15 分钟，要想淡些可以多加些水。小朋友也可以喝，但是不必一次喝 500mL，喝 100 ~ 200mL 即可。若是 3 岁以下的小朋友，喝 50mL 即可。

韩式开胃甜饼，妈妈可以试试看！

韩国的锅巴甜饼是一道既简单又开胃的药膳。

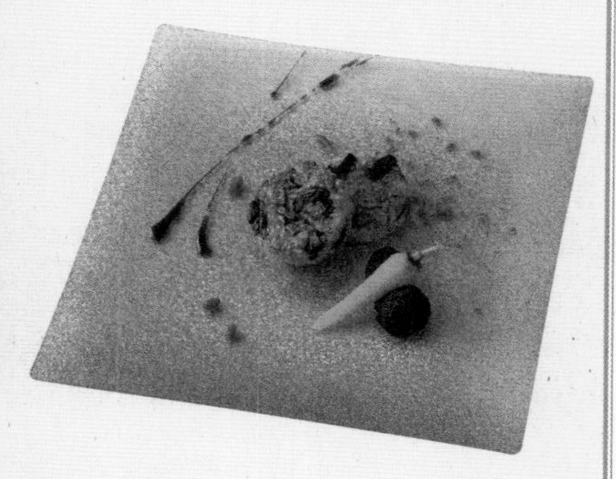

锅巴甜饼

食材： 冷米饭，乌梅，肉桂粉，砂糖。

做法： 准备冷米饭，加入剁碎的乌梅压平后，不用油，直接干煎，待表面金黄香脆后，再洒上些许砂糖煎一下，起锅放盘上时，加些肉桂粉即可。

功效： 开胃、健脾、消食。

妈妈不可不知 改善偏食的穴位按摩

穴　　位： **足三里穴**

穴位寻找： 外膝眼下四横指，胫骨前外开一横指。

功　　效： 理脾胃，调中气，通调经络气血，扶正培元，治消化不良、腹胀、体虚、入睡困难等。

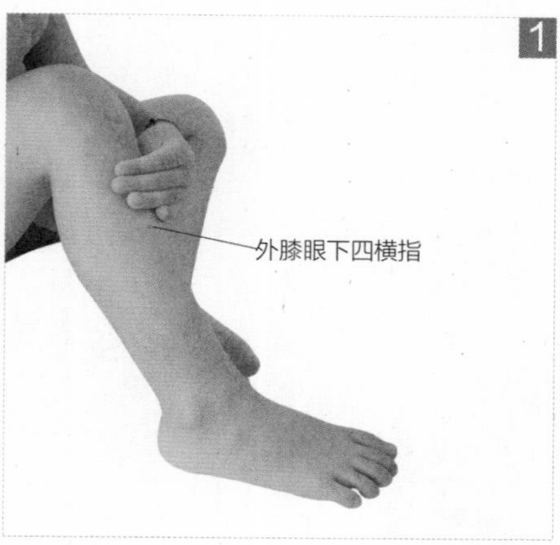

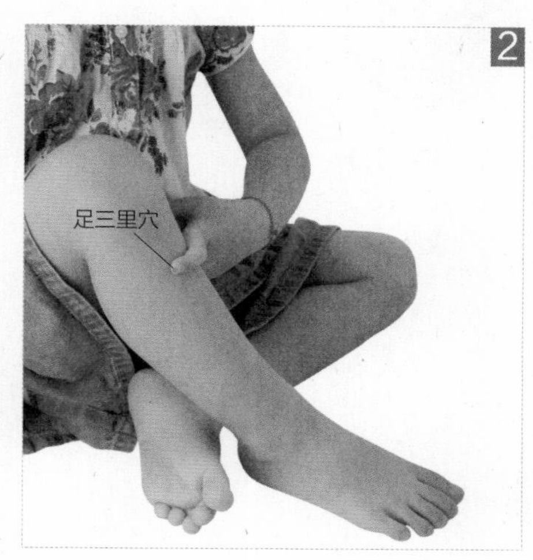

肠胃问题

胀气

通俗地讲，胀气就是肠胃中有较多的气，令人感到肚子胀胀的，不舒服。大人小孩都会有胀气的问题，不过婴幼儿的肠胃尚未发育完全，所以更容易有胀气的问题。

行气消食有办法

大一点的孩子开始跟着大人一起吃，但是一些孩子常常吃完食物，肚子就会鼓鼓的、胀胀的，而且不断放屁。这时候妈妈会担心：孩子是否因消化不良造成了胀气问题？如果孩子容易胀气，建议平时妈妈挑选不油不腻、好消化的食物，味道不要太咸太甜就可以了。每到年节免不了大鱼大肉，这些吃多了很容易腹胀不适。我在这里特别分享一道酸甜好喝的茶饮——山楂乌梅茶，可以促进消化液的分泌，有效消除胀气。如每年的端午佳节，吃粽子时若是能配上山楂乌梅茶，既美味又助消化。另外，饭后来一碗萝卜汤，行气、化痰、消食，可改善油腻积滞或米面食过量带来的问题。

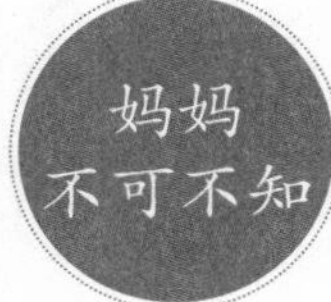

改善胀气的穴位按摩

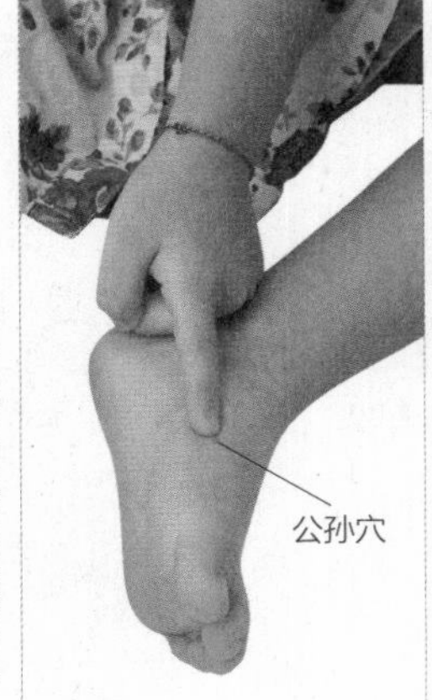

穴　　位： 公孙

穴位寻找： 在足第1跖骨底的前下缘赤白肉际处。

功　　效： 缓解胀气，缓解肠胃不适感。

简易消胀气按摩法

在此分享一个简易的按摩方法，可以有效地消胀气、助排便，帮孩子拥有健康好肠胃！

做法： 两手交叠，掌心朝向肚脐，顺时针画圆按摩10分钟。按摩时间可在晨起、饭后、便前或胀气不舒时进行。

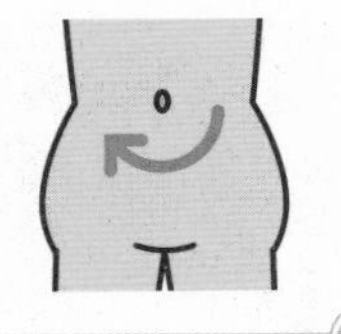

妈妈必学 缓解胀气、不消化的茶饮、汤品

山楂乌梅茶

药材： 山楂 15g，乌梅 6 颗，神曲 0.2g，黑糖一大匙。

做法： 准备一大杯的热水（700 ~ 800mL），将药材放入药袋在热水中浸泡 15 分钟，然后加入黑糖调味即可。

注意： 饭后服用有助于消化，饭前服用则可开胃，服用的时间不一样，功效也会有些差异哦！

适合年龄： 1 岁以上；6 岁以下减半。

※ 善消油腻腥膻之积，但是胃酸过多或容易胃痛的人不适合这道茶饮。

健脾消积饮

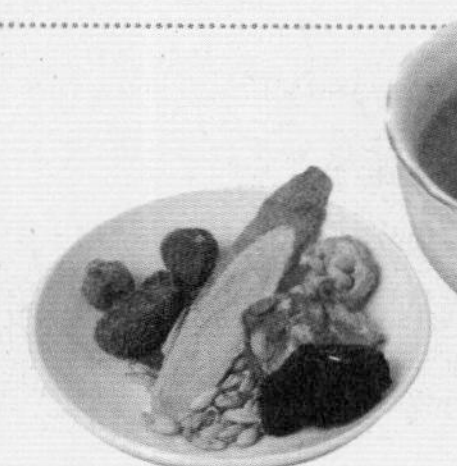

药材： 炒麦芽 15g，乌梅、山楂、砂仁各 9g，甘草 5 片。

做法： 将药材洗净后加水 700 ~ 800mL，用大火烧开后转小火煮 15 分钟即可。滤去药材，将药汁于一天内慢慢喝完即可。

功效： 对肠胃胀气、排便不畅者，有健胃整肠、助消化的作用，尤其善消面食积滞。

适合年龄： 1 岁以上；6 岁以下减半。

萝卜木耳排骨汤

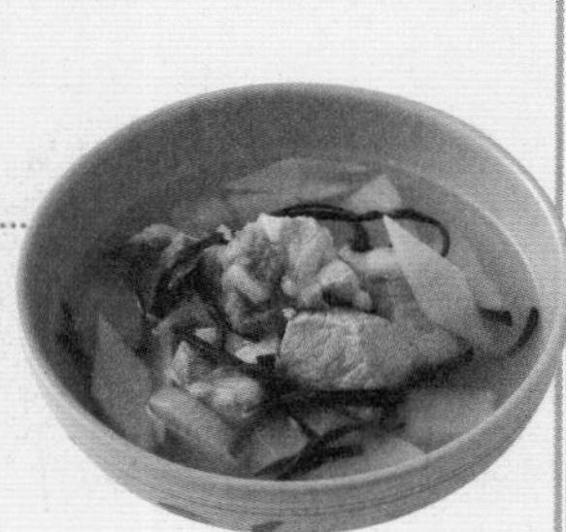

材料： 白萝卜 1 根，黑木耳适量，排骨适量，生姜 3 片。

做法： 1. 将白萝卜洗净，去皮切块，黑木耳切丝，排骨汆烫去血水。

2. 将水煮开后先放入汆烫过的排骨，小火炖煮 20 分钟，再加入萝卜炖煮至软透。

3. 放入黑木耳和生姜再煮 5 ~ 10 分钟，最后加入少量的盐和胡椒即可。

功效： 对于肠胃消化不良的积滞，有消食、助排便的功效，萝卜有行气、化痰、消食的功能；黑木耳富含膳食纤维，有通瘀滞的功效。

适合年龄： 1 岁以上。

肠胃问题

肠绞痛

对于小孩肚子痛，究竟在什么状况下必须得看医生？

宝宝肚子痛，要分辨是肠绞痛还是肠套叠

小孩肚子痛较常见的原因为肠道痉挛，会伴有腹部鼓胀。这时候宝宝非常躁动，哭声显得凄厉，几乎无法安抚，直到肠蠕动波消失，有排气时疼痛才会缓解。宝宝不哭闹时，活动力与食欲都很正常。

肠绞痛通常会在固定的时间发作。在诊断是否为肠绞痛以前，必须先排除肠套叠的可能性。所谓肠套叠是指肠子的一段套入与其相连的肠腔内，从而产生肠黏膜肿胀及肠道阻塞，好发于两岁以下的小孩，症状为剧烈腹痛、两腿蜷缩，哭过一阵就睡着，但没隔多久，又再大哭，无法安抚。有些小孩会因肠黏膜坏死而解出像草莓酱样的血便。

小朋友肚子痛，妈妈怎么分辨？

小孩一旦因肚子痛哭闹，妈妈应该如何分辨？首先要了解有无便秘，再看痛的位置与痛的类型（是隐隐的痛还是刺痛或抽痛）、有没有反跳痛。大多数小朋友的肚子痛都属于胀气或便秘造成的疼痛。

容易发生腹胀、肠绞痛的小朋友，最好少吃糯米、米粉或甜食等不好消化的食物，吃东西应避免狼吞虎咽。

妈妈自己来，简单按摩消胀气

妈妈可以用自己的食指、中指、无名指三根手指，从宝宝肚脐右边顺时针画圆圈到左边，最好在宝宝饭后 30 分钟进行按摩，时间约 5 分钟，或者在胀气时按摩。按摩时不一定要使用薄荷油，婴儿润肤油也可以。

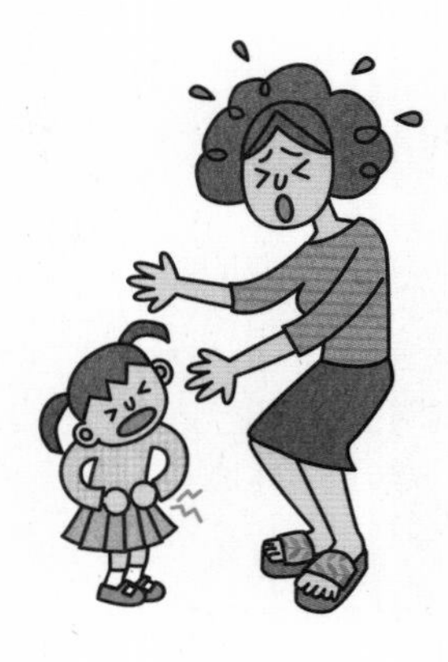

吃汤圆难消化，怎么办？

糯米不太好消化，容易导致孩子胀气，可以吃些乌梅或山楂糖。此外，吃汤圆也容易导致胀气，这时候可以喝些煮汤圆的汤或泡些陈皮茶饮用，也会有帮助。汤圆的汤中富含B族维生素，可以帮助消除胀气。

糯米味甘性温，可补脾肺虚寒、使大便成形、浓缩小便、止自汗，含有蛋白质、脂肪、糖类、钙、磷、铁、B族维生素等营养成分，适合脾肺虚寒型的人食用。这类型的人往往表现为容易腹泻便溏，尿频汗多，也常见支气管功能较弱，容易喘咳。由于糯米不容易被消化，所以用糯米做成的汤圆就不适合大

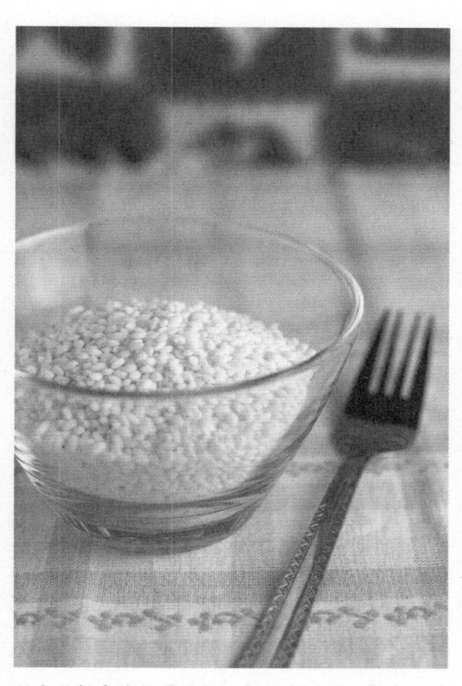

●由于糯米淀粉属性和一般稻米不同，糯米经过煮熟之后，其黏性比较大，也因此不易被消化吸收。

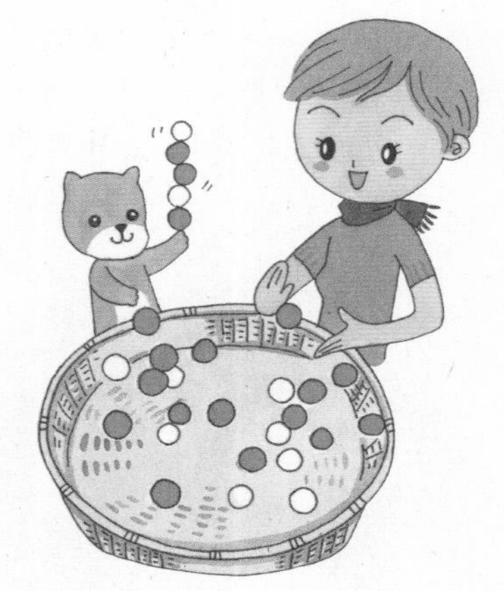

病初愈的人或者老人、小儿等。过量食用会造成肠胃积滞，造成胀气或便秘。

把握4个原则，安心吃汤圆

若想要一享美味的汤圆，但又不想造成胀气腹痛或便秘的话，除了适量进食外，把握以下原则会有很大帮助。

1. 吃汤圆时要细嚼慢咽

唾液中含有唾液淀粉酶，通过唾液和食物的充分接触与混合，可以帮助分解糯米，使黏稠的成分分解成更容易液化的状态，以助人体吸收。

2. 吃汤圆更要喝汤

自古以来，中国人便有“原汤化原食”的观念，例如，小时候总是被大人叮嘱吃饺子后要喝些饺子汤，这样才会消化得快。同样，煮汤圆的汤千万别直接丢弃，因为糯米含有丰富的B族维生素。而B族维生素在人体中扮演辅酶的角色，例如，维生素B_1能够维持心脏、神经及消化系统正常的机能。

因为这些维生素均为水溶性，所以

反倒是在汤汁中会保存较多。下次担心吃完汤圆消化不良时，要记住喝些汤，多摄取一些维生素，以助身体消化吸收。

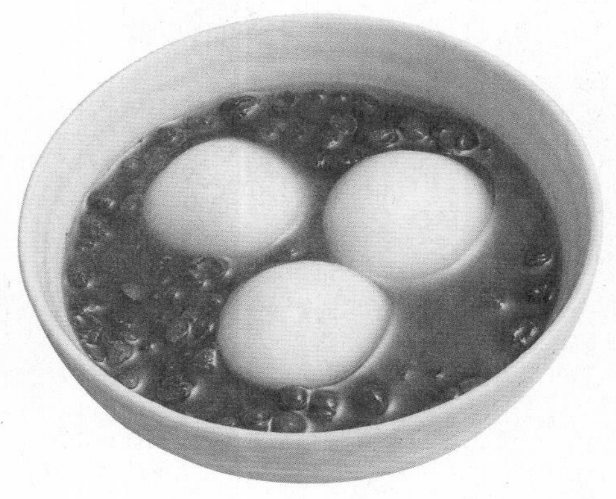

3. 吃完汤圆喝麦茶助消化

中医认为麦芽能助胃气、宽肠胃、化米面果食积，可消食除胀。

现今的研究发现，麦芽中含有帮助消化淀粉的 α－淀粉酶。α－淀粉酶能将淀粉水解成长短不一的短链糊精和少量的低分子糖类，从而使淀粉糊的黏度迅速下降，即起到降低稠度和“液化”的作用。因此，如果担心自己吃完汤圆后会胀气不舒，别忘了准备一杯麦茶来助消化。

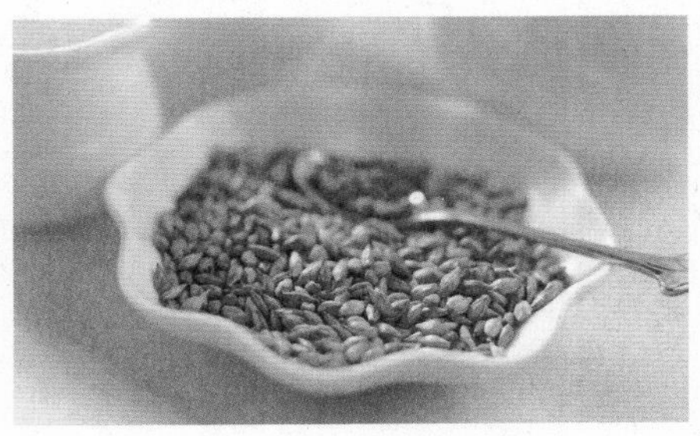

4. 咸汤圆以萝卜汤为底汤

一般人吃咸汤圆时，总是加入茼蒿或油葱酥，其实最健康的吃法是加入萝卜汤作为底汤，因为萝卜本身具有行气、消食的功效，且萝卜含大量的膳食纤维，可以帮助排便，缓解吃汤圆造成上火或便秘的问题，可谓一举多得。

吴茱萸粉加麻油，贴足心可改善胀气

孩子肠绞痛时可以在脚底贴“吴茱萸粉”。吴茱萸针对手脚冰冷、冒冷汗、胀气腹痛、上吐下泻等有改善之效。

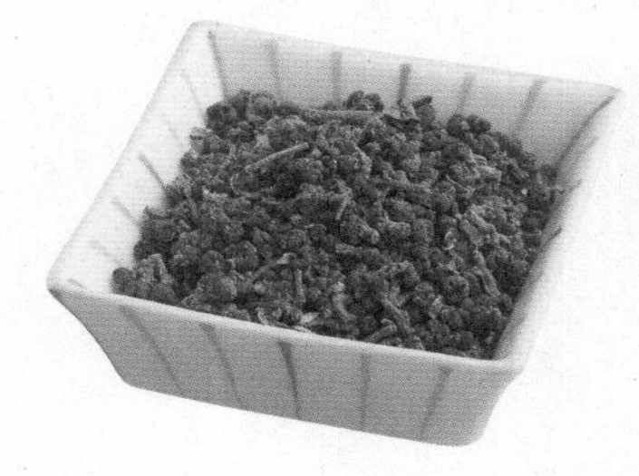

吴茱萸粉

功效： 温中除湿，下气解郁。

治疗： 腹痛，呕逆，痞满，食积，泻痢。

用法： 将吴茱萸研成细末，加上些许的麻油（或醋）调匀，贴在足心约 2 小时便可（如果有刺激感则 1 小时便可）。

注 意： 有皮肤疾病（疮痈肿痛）的患者不要使用。

妈妈不可不知

缓解肠绞痛的穴位按摩

穴　　位： 公孙
穴位寻找： 在足第1跖骨底的前下缘赤白肉际处。
功　　效： 调理肠胃，祛风活络，清热镇痛。

穴　　位： 内庭
穴位寻找： 在足背，第2、3趾间，趾蹼缘后方赤白肉际处。
功　　效： 肠绞痛。

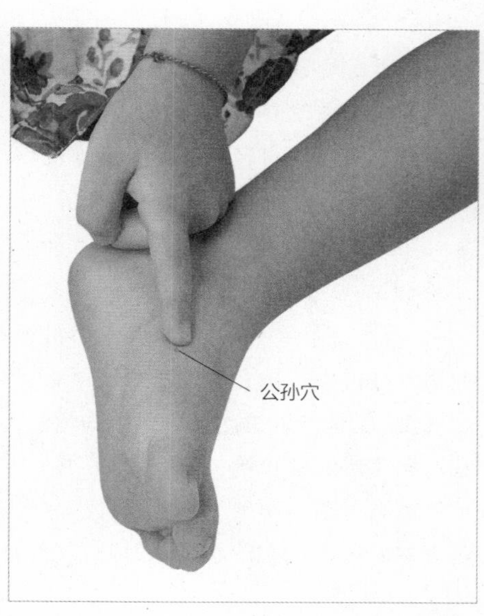

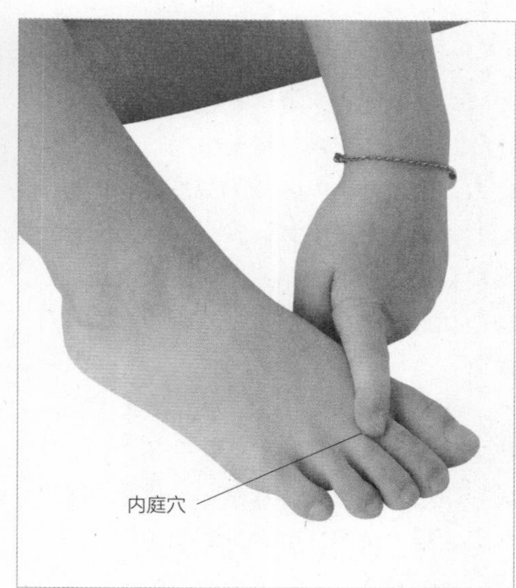

公孙穴歌

九种心痛病不宁，结胸翻胃食难停。
酒食积聚肠鸣见，水食气急膈脐疼。
腹痛胁胀胸膈满，疟疾肠风大便红。
胎衣不下血迷心，急刺公孙穴自灵。

内庭穴歌

内庭次趾外，本属足阳明。
能治四肢厥，喜静恶闻声。
瘾疹咽喉痛，数欠及牙疼。
疟疾不能食，耳鸣针便清。

肠胃炎

肠胃炎是幼儿常见疾病之一，尤其在炎炎夏日，一旦食物不洁，很容易导致肠胃不适。

呕吐腹泻时试试食疗与穴位按摩

急性肠胃炎发作时，会出现上吐下泻的症状，此时千万不要急于用止泻或止吐药，身体出现这样的情况，是因为食入不洁之物，上吐与下泻只是身体启动的保护机制。就如同发烧，也是身体启动自我保护的机制，假如急于使用退烧药，会让病邪更深入且长时间在体内停留。

肠胃炎的舌苔多为厚腻，主要是湿热之毒（外来的病菌，如霍乱弧菌、大肠杆菌、金黄色葡萄球菌等）所致，因此必须通过清热、利湿、解毒的治疗方式，帮助身体快速恢复原本的健康，多选用芳香开窍、淡渗利湿的中药，以及清热解毒的中药。

轻微肠胃不适，米粥、绿豆汤能缓解

一般情况下，其实在家中也可以利用常见的清热利湿解毒的食材，如绿豆、薏米等，妈妈可以煮些薏米粥或绿豆汤，缓解孩子肠胃不适。

煮绿豆汤时要记住不煮烂，也不加糖，因其凉在皮，将皮煮烂了会影响清热的功效；薏米有调肠胃、去湿热、除烦渴的功效，针对轻微的肠胃道不适，能发挥不错的疗效。

“内关穴”可缓解呕吐不适

曾经在搭乘出租车时，听司机谈起他女儿的事。他女儿因肠胃道不适、呕吐就医，他试着提出运用中医的疗法，却被医院的医师拒绝，不让服用中药。他只能自行请中医师为女儿施针，尽管每周花费不小的医疗费用，但他只期望

缓解肠胃炎的神奇食材——绿豆

性味： 甘，寒。

功效： 清热解毒，利小便，止消渴，治泻痢。

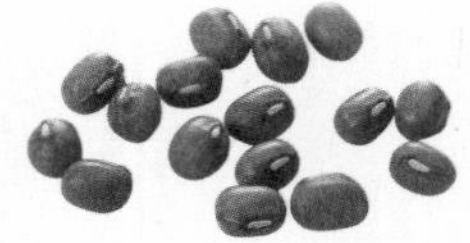

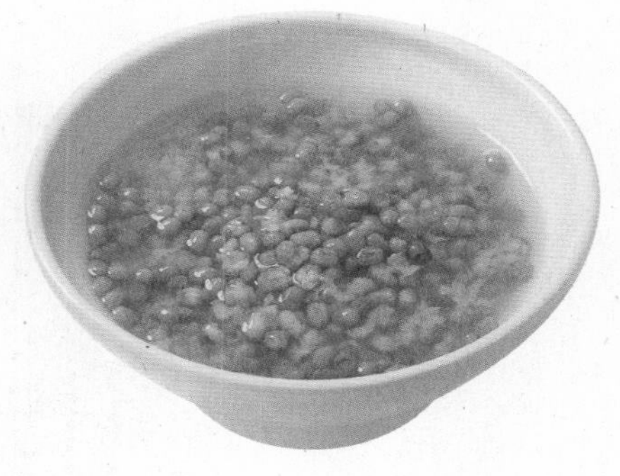

女儿尽快康复。

我不是为其诊断的医师，具体情况不了解，不过中医治疗呕吐还是有办法的。比如，人体就有一个很有效的止吐穴位——“内关穴”，详见本书第 90 页。

我想告诉大家的是，你的身边不可能随时都有一位中医师，但是你要知道自己的身上其实就有治疗疾病的法宝。

腹泻时，绿豆汤、苹果可缓解

小朋友腹泻时该怎么缓解？如果是吃坏肚子造成的腹泻，可以喝绿豆汤或米汤；平常排便不成形，建议吃苹果，但不是喝苹果汁。

如果要避免因食生冷食物引起腹泻，就要记住生冷食物应多搭配辛温配料，如吃蟹配生姜，吃生鱼片配紫苏或芥末，这些配料可以缓解食物的寒性。

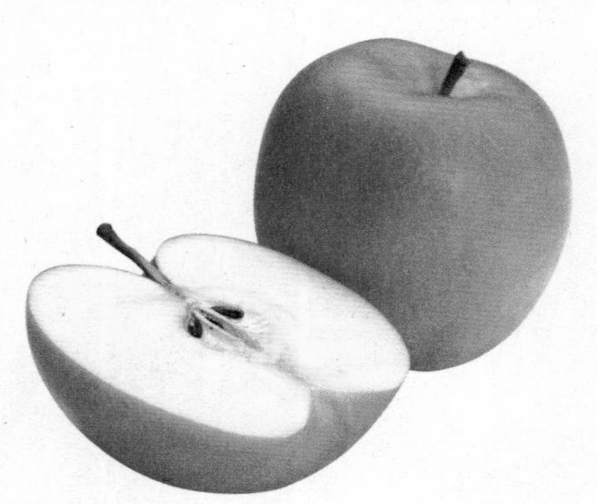

孩子急性肠胃炎的分类

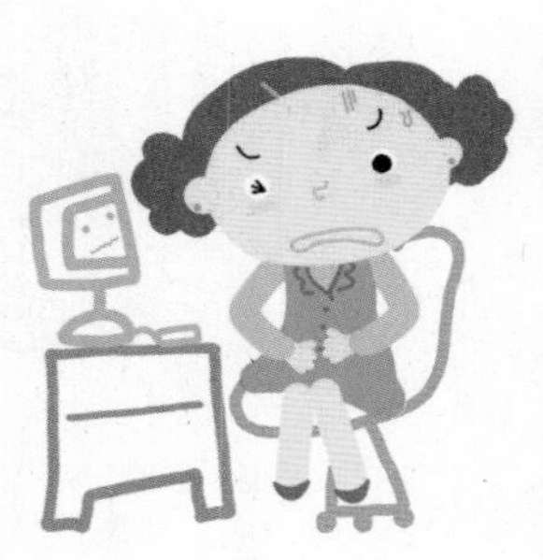

急性肠胃炎的病因可分为细菌性感染和病毒性感染。依照季节和粪便性状，父母可先加以观察。

1. 细菌性肠胃炎

最常见为沙门氏菌感染，通常发生在夏季，粪便中常带有血丝及黏液。

2. 病毒性肠胃炎

最常见为轮状病毒感染，通常发生在冬季，粪便性质常为水便。

观察大便的次数、颜色及性质，尤其注意有无出现血丝及黏液，并注意体温变化，观察有无脱水的表现。勤换尿布，保持清洁，便后最好以清水冲洗臀部。

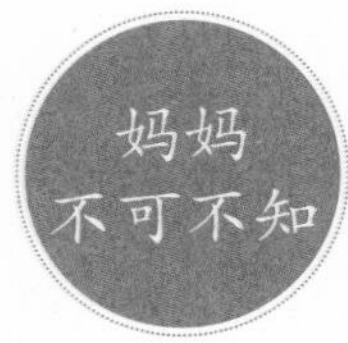

缓解肠胃炎的穴位按摩

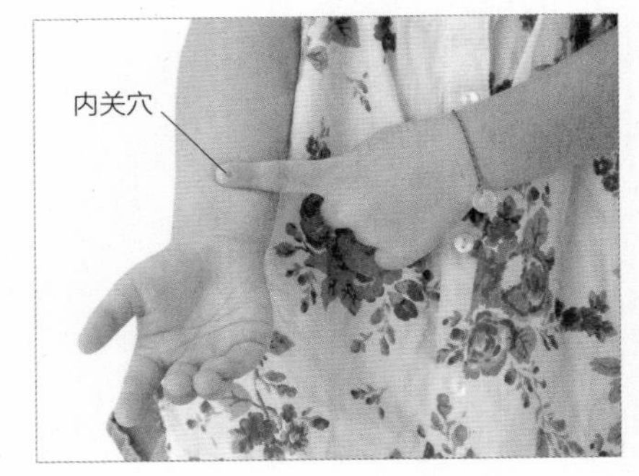

穴　　位：内关

穴位寻找：前臂内侧腕横纹往上三根横指的距离，位于两条筋的中间。

功　　效：身体出现肠胃道不适、腹痛或呕吐时，多按压这个穴位，可以缓解不舒服的状况。

穴　　位：足三里

穴位寻找：外膝眼下四横指，胫骨旁开一指处。

功　　效：理脾胃，调中气，通调经络气血，扶正培元，治疗消化不良、偏食、肠胃炎等。

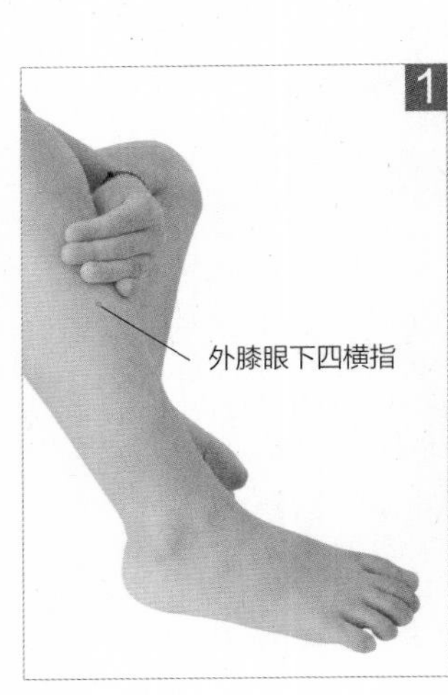

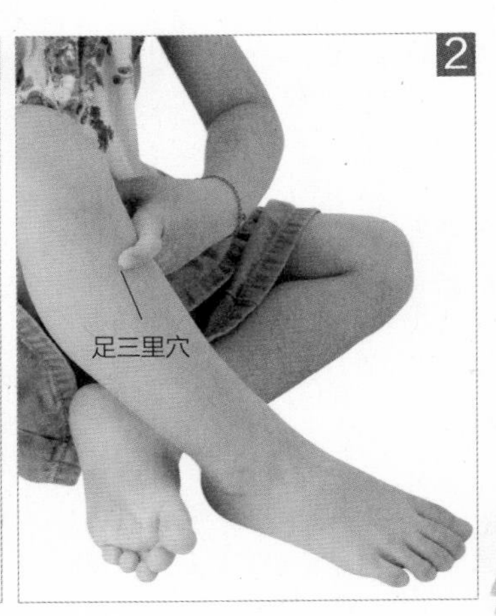

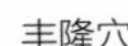

穴　　位：丰隆

穴位寻找：外膝眼下 8 寸，即外踝最高处与外膝眼连线之中点，距胫骨前缘二横指处。

功　　效：预防肠胃炎。

绞肠痧需急送医，重按“尺泽穴”可应急

还有一种要特别注意的肠胃疾病，就是“绞肠痧”，小孩会发烧，伴有肚子痛，重者肚子剧痛，吐不出也拉不出。遇到这种状况，必须马上处理，如果附近没有医院，可以赶紧先重按“尺泽穴”。

穴　　位： 尺泽
穴位寻找： 微屈肘，肘横纹上，肱二头肌腱的桡侧缘凹陷处。
功　　效： 主治肺系诸疾、腹痛、恶心、干呕，兼治小儿急慢风。

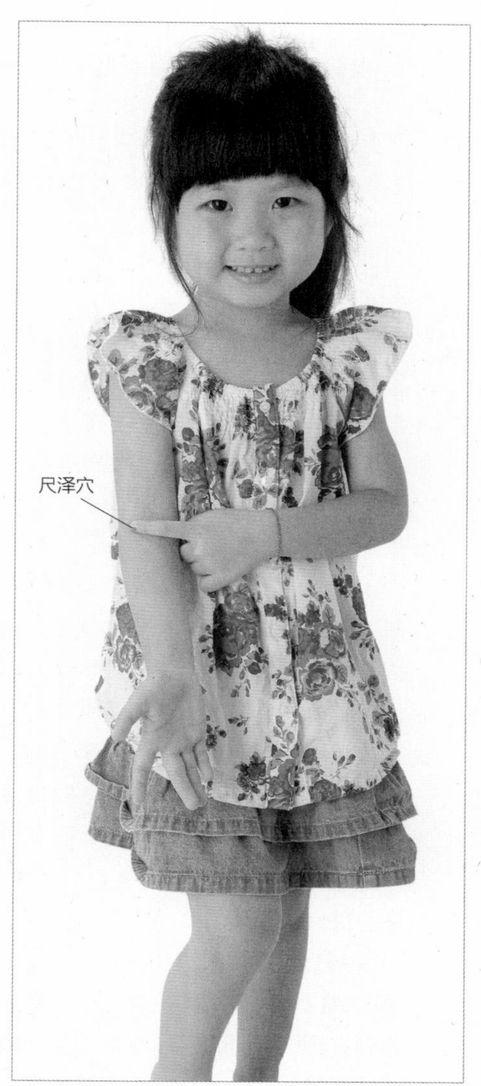

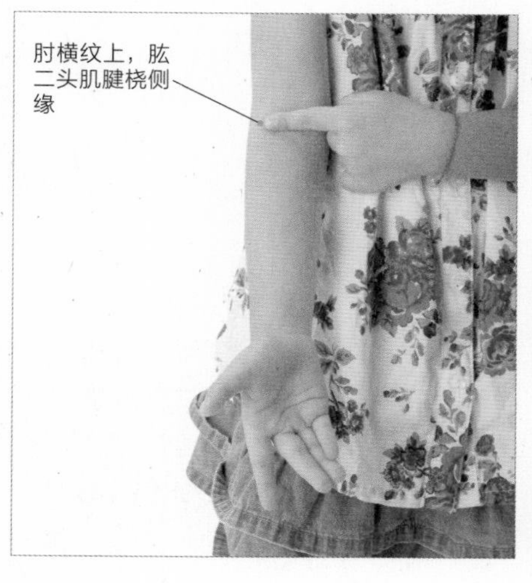

四肢

腿脚

宝宝开始学走路，踏出人生第一步，父母亲当然很兴奋。但是，为什么孩子的腿好像有点弯，是不是O形腿？走路也有些“内八”，到底怎么回事？

幼儿O形腿、X形腿，家长别紧张！

当家长发现孩子双腿似乎怪怪的，一定会急坏了，越想越担心，甚至自己吓自己。身为父母无不希望孩子有双健康完美的腿脚。如果家长们对幼儿常见的腿部问题有正确的了解，就不会疑神疑鬼到处看医生了。

大部分的小孩在开始学走路的时候（即1岁前），会有O形腿的现象，到1岁半至3岁间，慢慢地又发展成X形腿，有的角度会很严重，但是到六七岁的时候，都会改善到正常的角度。

小孩的步态约在三岁时才发育成熟，三岁前走路时两脚会张开，髋关节与膝关节仍稍呈屈曲状，没有完全伸直，走路无法保持直线，而且容易头重脚轻。

为何会有这种生长变化呢？这是因为幼儿肌肉和骨骼尚未发育完全。绝大多数O形腿及X形腿不必治疗，一段时间后下肢会自然长直。更重要的是，医师必须能分辨出这是生长期的角度不正，还是骨骼疾病引起的。

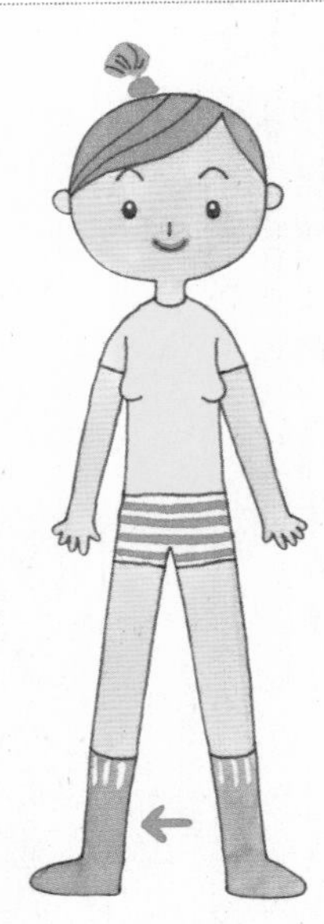

宝宝太早学走路，会有O形腿？

除了自然生长变化之外，造成O形腿的原因很多，包括缺钙、姿势不良（跪坐、盘腿）、太早学走路或过早使用学步车（太依赖学步车）等等，都容易形成O形腿。

O形腿不是只能借助西医做矫正，中医治疗也可以取得相当好的改善效果，治疗方式有以下几种。

1. 肌肉韧带松弛

可以按压“百会穴”（右图1）和“足三里穴”（右图2）。百会能提升阳气，针对气虚型的循环障碍或无力都有帮助。脾主四肢（疾病），而脾胃互为络属，胃经的合穴便是足三里，因此通过对胃经的调治也能有助于脾经的顺畅。

2. 骨骼萎软无力

可按压“涌泉穴”（右图3）。肾主骨，所以和骨骼相关的疾病必须考虑到肾气。肾气不足很容易发生成长发育的障碍，因为肾气和内分泌系统及生长发育有很大的关系。

此外，从小帮孩子多按摩、拉腿，使气血顺畅循环也对腿部健康有很大帮助。

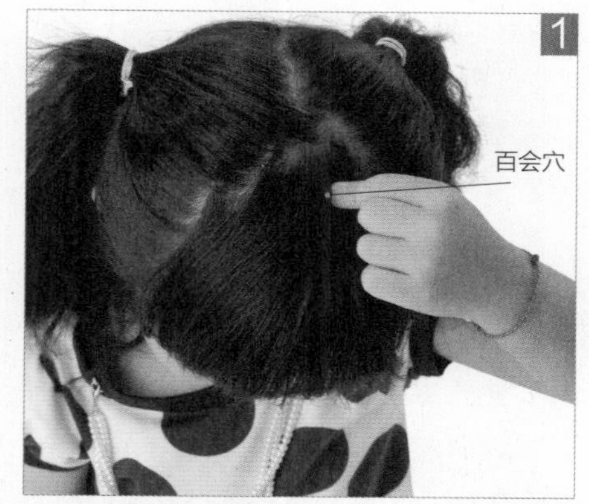

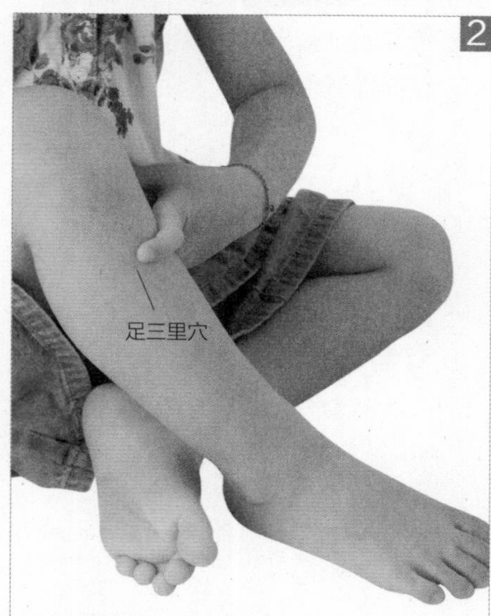

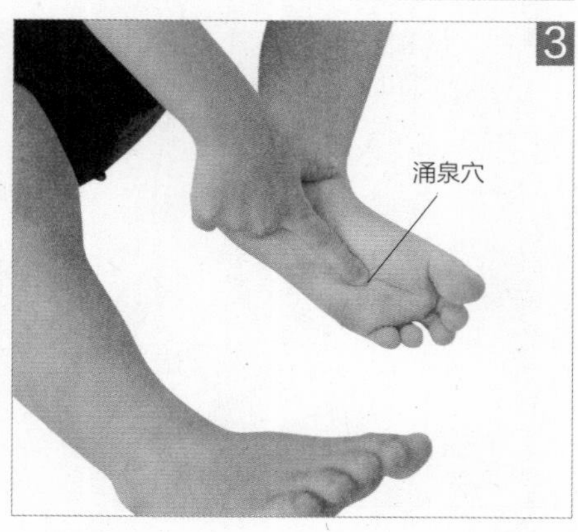

螃蟹车可能带宝宝“走向危险”！

俗称“螃蟹车”的婴儿学步车，真能帮助婴幼儿学走路吗？太多家长贪图方便，把小孩长时间丢在学步车里，这样做容易影响宝宝日后走路姿势，让宝宝变成O形腿。医学研究指出，学步车对孩子学习走路帮助不大，反而容易造成婴幼儿意外伤害。因此父母务必注意，螃蟹学步车只能当作辅助工具，而且大人一定要守在旁边，以免让宝宝“走向危险”。

扁平足，不要太担心

宝宝如果有扁平足，要不要治疗？其实妈妈不必太紧张，根据统计发现，2 岁以下的小孩几乎全是扁平足，3 岁的小孩则有 80% 为扁平足，但到 10 岁之后，就只剩下 40% 的孩子有扁平足了。

绝大多数的小孩随着年龄的增长，足弓的肌肉韧带完成发育，儿童期的扁平足大多不会有症状，也不需要特别治疗。年龄越小扁平足发病率越高，但是随着年龄增加，发病率会逐渐减少。

孩子逐渐长大，如果扁平足未改善，必须找出造成扁平足的原因，扁平足的原因包括先天、后天两种因素。

（一）先天因素

1. 跗骨黏合

先天有跗骨黏合，最常见的是跟骨和距骨的黏合，此种黏合会造成“僵硬型扁平足”。

2. 附生舟状骨合并扁平足

在足弓的弓部，有一块舟状骨，是一条维持足弓很重要的肌肉（胫骨后肌）附着的地方。当站立时，胫骨后肌为了抵抗地心引力而收缩，也使得足弓正常地弓起来。但是，有 20% 的人很不幸地在舟状骨旁边长出了一块附生舟状骨。此时大部分的胫骨后肌无法正常地附着在舟状骨上，反而附着在附生舟状骨上，造成足弓的肌肉牵引力量消失或减弱，自然便形成扁平足了。

3. 跟腱太紧

4. 韧带松弛

先天有全身韧带松弛的现象，此种现象不限于足部，在足部以外的关节也

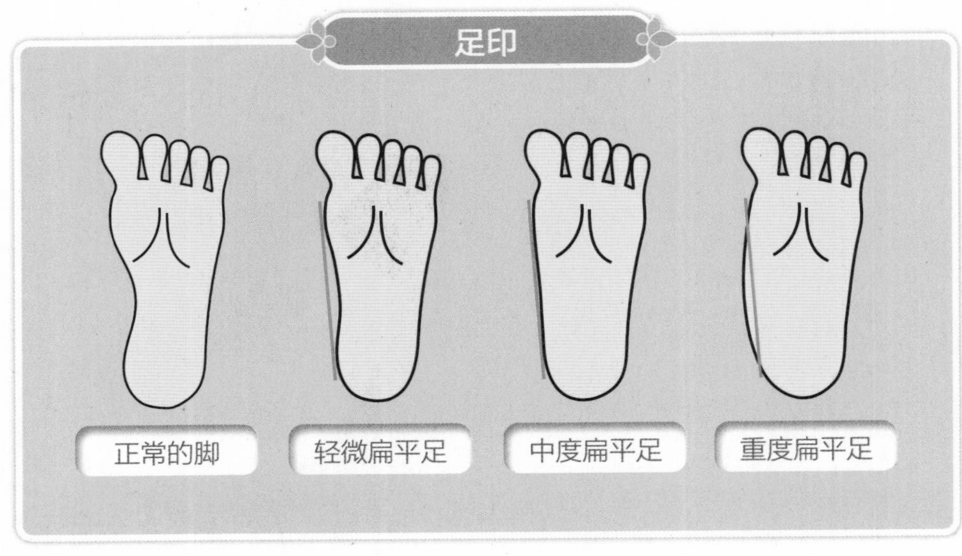

会发生。

5. 遗传因素

有研究报告指出，扁平足具有遗传性。

（二）后天因素

1. 肥胖

越“胖”的人因体重的原因，可能足弓会越“扁”。

2. 穿鞋

有研究报告指出，穿着正式的包趾鞋比穿拖鞋、凉鞋发展成扁平足的概率高。

宝宝扁平足，耐心观察、多运动！

85% ~ 90% 的小朋友，其扁平足的原因如前所述，随着年龄增长自然会恢复，因此，耐心等待及观察是很重要的！6 岁到 7 岁是开始恢复的时间，10 岁左右这一类的扁平足会恢复正常。

在运动方面，跳绳、练芭蕾、打球等运动有助于肌肉的训练，尤其是胫骨后肌的训练。训练的方法包括踮脚（如练芭蕾）及跳跃（打球），当肌肉够强壮时，足弓自然就正常了。

不过，恢复自然足弓虽然有各式的方法，但哪一种方式对扁平足的小朋友最合适，甚至扁平足是否真的需要治疗，是许多父母的疑惑。其实，有关造成扁平足的成因，严重度如何，最好先找专业的专科医师确定诊断。如果并不是结构性的问题，则自行恢复的机会是很大的，同时辅以运动及肌力训练，恢复更快。

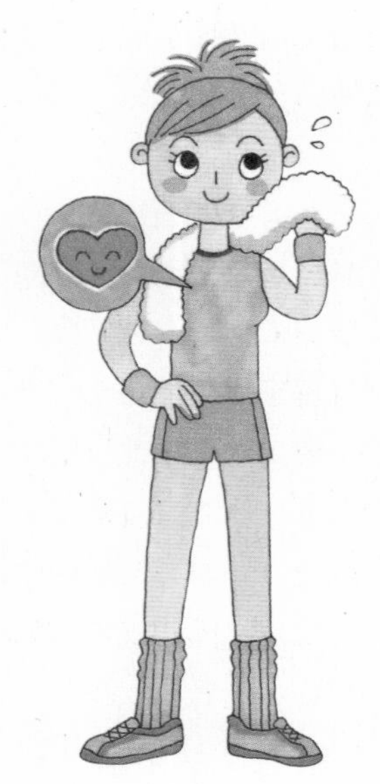

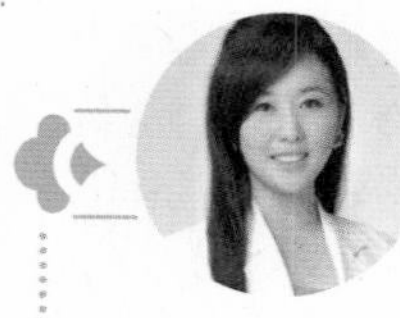

中医妈妈的小叮嘱

家长很想知道，怎么做才可以让孩子拥有一双健康的腿脚。提醒你，从爬到走的过程，是训练宝宝平衡力的最好机会。自小训练正确的姿势，加上每天进行简单的按摩，就能拥有健康又美丽的双腿和双脚！

四 肢

指甲

小小一片指甲学问可多着呢。从指甲的颜色、形状、厚度等方面可以判断身体的健康状况。

指甲颜色，提示身体状况

通过指甲判断孩子的健康状况不是毫无根据的。

紫黑色——血瘀或心阳虚

指甲呈紫黑色，表示心脏功能不佳，无法供给肢体末端足够的养分；也代表身体的阳气不足，心脏的动力不够，每次泵出的血液无法正常地供给全身，身体的自动调节能使血液流向最需要的地方，次要的地方相对分配得较少；或代表身体已经出现淤阻的现象，如心血管阻塞。

白色——心血虚

当指甲颜色看起来过白，表示身体处于血虚的状态，多有贫血或头晕的问题。如指甲的透明感不足，呈现出白浊的现象，这很有可能是肝功能失调的缘故，最好做进一步的肝脏检查。

太黄——黄疸

医师在检测婴儿是否有黄疸时，会用力在指甲部位下压，在等其血色慢慢恢复的过程中，观察指甲是否呈黄褐色，以判断是否是黄疸，因为正常人的指甲颜色是红里透白。不过，维生素 A 摄取太多时，如喝太多胡萝卜汁或木瓜汁，也可能出现指甲发黄的现象。

灰指甲、甲沟炎——身体湿气过重

灰指甲在医学上称为甲癣，主要是因为身体湿气过重，加上外来真菌入侵而形成慢性发炎。受到真菌感染后，指甲会变厚，颜色呈暗黄或灰白，且容易脆裂，这类病人通常身体的湿气过重，而且多伴随其他皮肤疾病，如湿疹等。如果是身体湿气过重，加上外来真菌入侵而形成的急性发炎状态，就是所谓的甲沟炎。

指甲形状，显露疾病征兆

指甲根部“月牙”少——气虚

指甲根部的半月形白色区域，我们称之为甲半月。若看不出半月形时，代表身体处于气虚的状态。

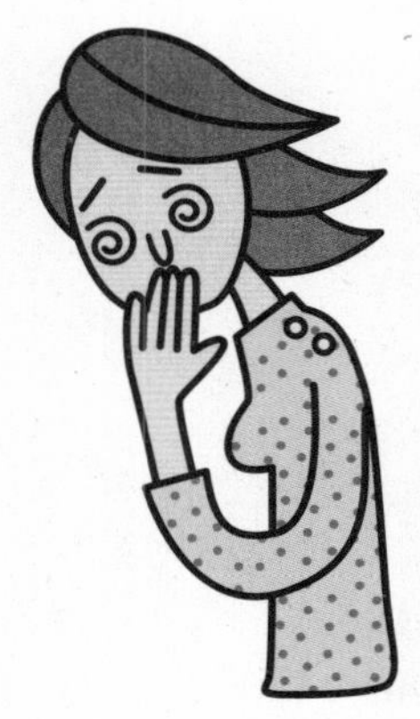

杵状指甲——心脏有问题

指尖像是被压迫变形而往前展开，使指甲看起来很宽，称之为杵状指甲，这是由于血液循环异常影响到身体末端。指甲位于人体最末端，身体内血液、氧气等养分的供应，手指、脚趾都是最后接收的组织。因此，当肺部或心脏出现问题时，氧气与血液的输送就会变差，量也变少，手指与脚趾组织细胞为了争取平常应有的耗氧量与血液量，就会开始增生，以便吸收更多的血液、氧气，慢慢地，手指就会变得胖胖的，指甲也会被拱起如杵状般，形成杵状指。

指甲变脆弱——营养不足

指甲容易断裂的人，表示有贫血的倾向，由于血液的供给不足而使指甲变得脆弱。中医认为，肝藏血，当肝功能不好时，指甲也特别容易变得脆弱。

指甲周围脱皮——血虚

指甲周围脱皮，是因为皮肤太干燥吗？脱皮出现在指甲周遭，有些是小朋友不自觉地去剥自己的指甲皮造成的。除此之外，当沿着指甲周围出现脱皮，甚至往外蔓延，就有可能是太干燥导致的，当这种状况出现时，代表身体处于血虚的状态，这时候只要服些补血滋阴的药就会改善了。

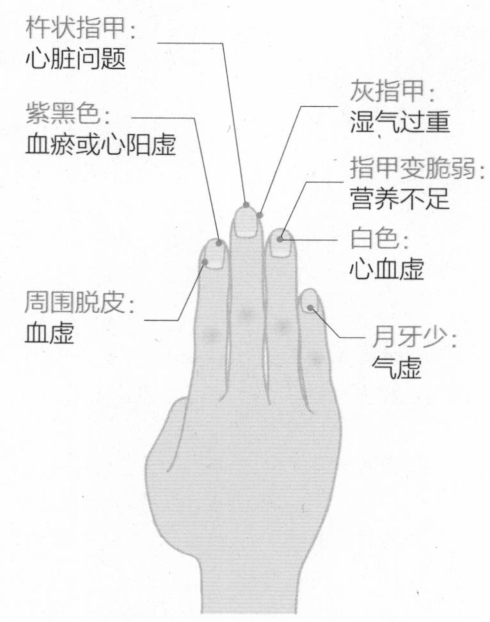

妈妈必学

缓解指甲、皮肤问题的茶饮

利湿止痒茶

药材： 茯苓、猪苓、山药、土茯苓各 9g，牛膝 3g，泽泻、白术、桂枝各 6g。

做法： 将药材洗净后先加水没过药材浸泡 20 分钟，之后再倒入 1000mL 的水，水开后转小火煮 20 分钟即可。滤去药材，将药汁于一天内慢慢喝完。

功效： 对甲沟炎、灰指甲、皮肤瘙痒、脚臭，有利湿、解毒、止痒作用。

适合年龄： 3 岁以上；6 岁以下减半。

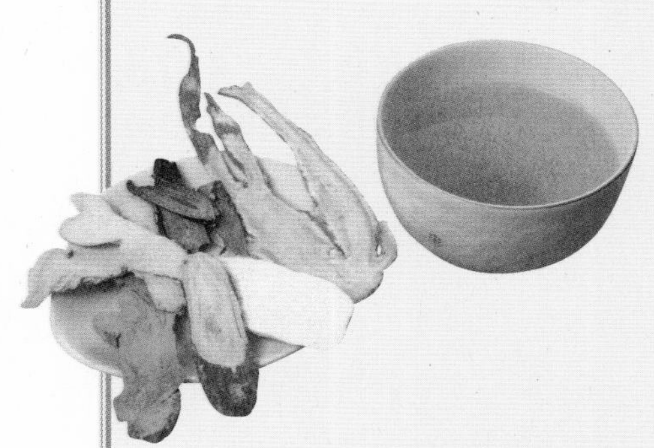

健脾化湿茶

药材： 黄芪 15g，白术、干姜、茯苓各 9g，当归、山药各 6g，炙甘草 3g。

做法： 将药材洗净后先加水没过药材浸泡 20 分钟，之后再倒入 1000mL 的水，加热至水开后转小火煮 20 分钟即可。滤去药材，将药汁于一天内慢慢喝完。

功效： 对指端脱皮、皮肤瘙痒容易反复发作者，有补气健脾化湿作用。

适合年龄： 3 岁以上；6 岁以下减半。

润肤茶

药材： 当归 10g，麦门冬 15g，桂枝 3g。

做法： 将药材洗净后，加入 800mL 的水煮 10 分钟即可。

功效： 冬季手脚皮肤干燥且容易脱皮的小朋友，可多喝以获得改善。

适合年龄： 3 岁以上；6 岁以下减半。

意外受伤

扭伤

无论大人还是小朋友，都可能在运动、走路、乘车过程中发生扭伤。西医对于扭伤，不外乎要病人冰敷、吃止痛药。不过，冰敷不当易造成慢性酸痛。而针灸加中药治疗，可获得显著的疗效。

让邪气有出路，而非一味压抑

我曾和大家分享过针治脚扭伤的经验，特别强调不管是不是扭拉伤，一定要尽早处理，否则很容易变成慢性的疼痛。有人会认为，疼痛应该要冰敷吧。是啊，虽然冰敷的确可以短暂地止痛，但是操作不当容易延长康复的时间。

以前西医认为退烧就要睡冰枕，烧暂时是退了，但是很快又会再发烧，就这样反复发烧，反而影响了恢复的时间，现在发现，以前的认识是需要修正的。所以，科学的验证需要经过时间的检验才能看出其正面的成效价值或负面的作用与影响。

中医经过了千百年的人体验证，临床上形成了系统的理法方药。邪去正自复，让邪气有所出，而不是一味压抑，这是中医治病的精华。

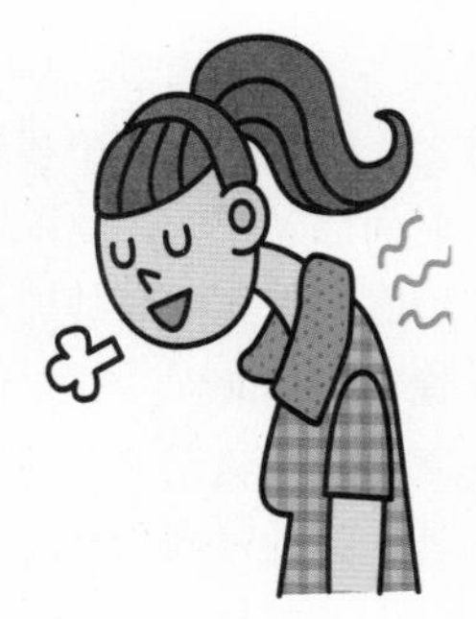

自身经历，验证中医的神奇

有一次，天冷逢阴雨，我为了赶着上班，不知不觉加快脚步，浑然没有发现地上湿滑，就这样我的左脚一滑，致使整个脚踝往内翻折，那天我穿的还是高跟的靴子，当场痛到无法走路，扶着路边店家的铁门等待疼痛稍缓。谨记，疼痛未缓解时千万不要勉强移动，否则可能会加重病情，就像是小孩跌倒不要马上去扶，而是让他自己起来，或者已经知道痛了，再从旁协助，才不会因气机紊乱，增加治疗的难度。

就这样，我大概有五到七分钟完全不敢动，等疼痛稍缓后，赶紧叫辆出租车去上班，到诊所后立刻为自己针灸，并请护士马上配药，不能让自己痛到要撑拐杖，否则该如何帮病人针灸呢！

第一天疼痛稍缓，下午门诊结束后，再赶赴另一间诊所继续出晚上门诊，第二天疼痛却加剧了，因为气滞造成的血瘀慢慢浮现，左外踝也浮肿，这一摔可真不轻！只好继续针耳针加贴耳穴，耳穴处非常疼痛，但是脚部的疼痛顿时减轻了，中医可真是神奇，而这次不是验证在病人身上，恰是我自己身上。第三天我得赶赴文山和永和产后护理之家，还有台北市的诊所，幸好有中医的针药，不需要忍受几星期的疼痛，也不需要打石膏，更不用缠绷带。

远处取穴对疼痛的处理有更明显且及时的效果，这也是一般西医不理解中医的原因吧。明明脚痛我却不处理脚，而是针手、针头，不然就是针耳朵，其实有效果才是最有说服力的呢！

一根小针，能达到痛证立止之效

“用针由来如用矢，引矢中的斯为贵，单枪直入不须多，切忌星罗与棋布。”为何小小的一根针，就可以达到痛证立止的效果？其实是利用人体经络与穴位相通的原理。每一条经络都有其运行的方向与气血出入的穴位，针灸治病的疗效便是由此而来，所以头痛不需治头，脚痛也不见得要针脚，甚至通过经络之间的相生相克关系，也可以进行治疗。

急性疼痛，一针缓痛立即见效

有位老师讲课讲得太过投入，以致没注意到讲台的高度，不小心一脚滑落而扭伤。看她一跛一跛地走进门诊。因为是第一次用针的病人，针完后特地又观察了一下她的状况，才继续看别的病人。她问：“这个要治多久？”我回答：“上次有个小学生扭伤当天来找我，后来她妈妈说隔天就跑去打排球了。”过了十多分钟，我问她：“走路还痛吗？”她答：“好了，针灸还真的挺有效的！”我看得出她充满疑惑。其实这正是老祖宗厉害的地方，经络实在很神奇。

另外要特别叮嘱的是，如果有挫伤或扭伤，还是要搭配吃药，因为气滞血瘀若是不处理好，很容易成为慢性的酸痛，在季节转变或劳累的时候会特别不舒服。别小看这些小病，爱惜自己的身体可别懒惰！

车祸扭伤致手痛，针灸助其快恢复

又有一次晚间门诊时来了一位年轻貌美的女孩子，一只手放在桌上说自己的手不能动了。虽然外观上手无明显肿大，颜色也没有变化，手指头还能微微地动，但是手腕无法旋转，无法屈曲。

手腕痛到不能动，就连扣衣服扣子都不行，一问之下才知道原来是车祸造成的扭伤。因为要急转车头，手一时过度用力就变成了现在这样，她自言自语道：“我的手是不是脱臼了？”检查后我判断并非脱臼，所以直接针灸。

在针灸过程中和她聊到怎么会第一时间想到中医，她说她在很小的时候感冒发烧曾找中医师针灸，针后居然就退烧了，自此以后就觉得针灸好神奇。是啊，针灸就是这么神奇！针后不到五分钟，请她再动动自己的手，见她左右旋转上下摆动，一会儿用手托下巴，一会

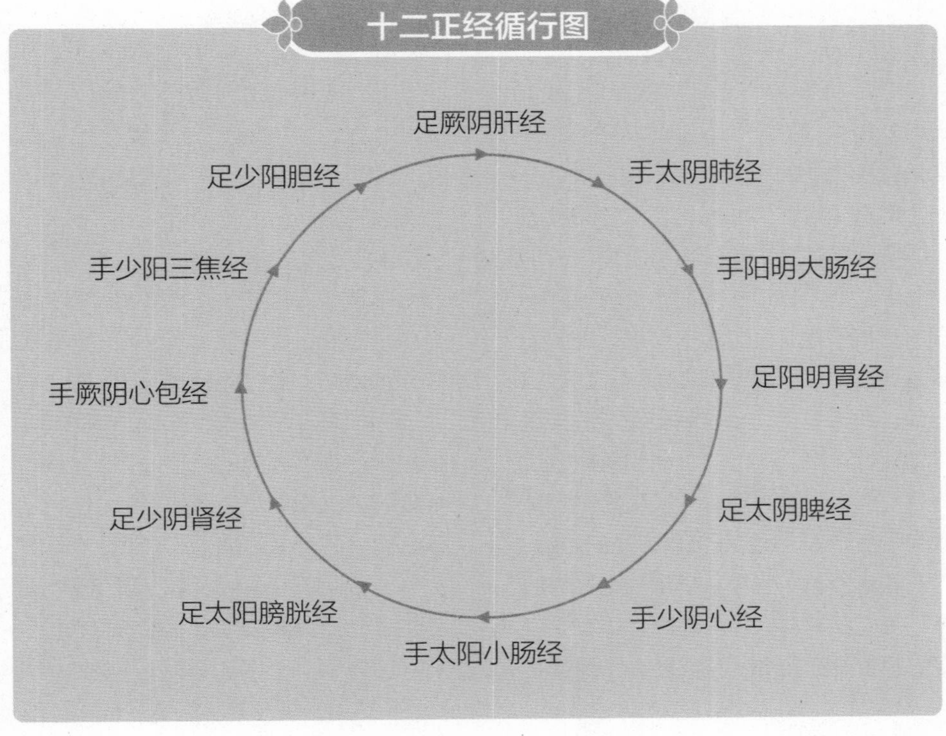

儿碰碰自己的手腕骨（尺骨茎突处），很开心地对我说："都可以动了，只剩这里还有一点点别扭（尺骨茎突处）。"再于脚部下两针之后取针，她连连道谢。

奇妙的针灸，神奇的中医，我想她一定也和我一样对其深信不疑！

疼痛吃止痛药，身体反而活受罪

我在临床上利用针灸治疗了相当多的疼痛患者，有的是长期靠止痛药止痛的患者，后来治愈后才懊然叹气，为何早不知有这样的治疗方式？止痛消炎都只是在局部，若不处理源头，只能暂时止痛。如果善于聆听身体的声音，而不是捂住双耳，身体其实可以不用"活受罪"的！

小朋友的疼痛，一样可以借助针灸达到快速痊愈的效果。门诊上曾有一位小学生因为运动导致脚扭伤，我选择手部穴位帮他针灸，第二天这位小朋友就完全恢复，回到球场和其他同学一起打球了。

我没有运用什么魔法，只是运用了中医传统的针灸，运用了古人传承下来的智慧。小小几根针，因为有大大的奥秘，所以创造了奇迹。而这些奥秘就在你我的身上，称为"经络"，名之"穴位"，这就是中医。

气滞问题，应先疏通其气

曾经和几位好友聚会时谈到了对扭伤的处理。一般人一定会想到冰敷止痛，但是我要提醒大家，在中医的治疗上有一个观点，叫作“通则不痛”，冰敷会让血管收缩，目的是让出血量减少，但会对于气的循行造成阻碍，更何况有许多的扭伤根本就是气滞的问题。如果先疏通气血，可能当下就马上好了；若是冰敷，反而会使气血受到阻滞，进而因血瘀延长了康复的时间，而且血瘀会造成日后气血的循环障碍，受伤处很容易再次受伤，或日后容易出现酸痛的问题。

我已经看了好多这样的病人，他们在年轻时忽视对扭伤的处理，以至于多年后在曾经受伤的部位或经络循经所过的部位出现酸痛的问题，甚至有人痛到要吃止痛药。啰唆的我还是要呼吁一下，千万不要小看扭伤，一定要认真处理，才不会造成日后的大问题。

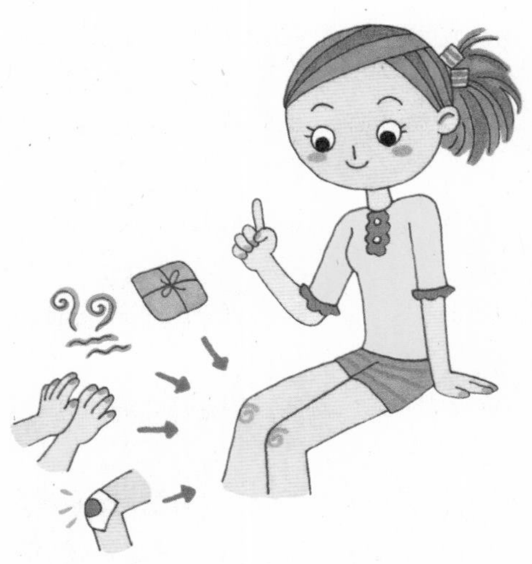

●治疗扭伤，先针灸，然后回去要好好吃药，并且不用冰敷，通过热敷让气血顺畅。

脚扭伤你会怎么做？该怎么治疗？刚好前不久有位病人初次就诊，看着她肿大的右脚，帮其针灸后，嘱咐她回去要好好吃药，并且告诉她不用冰敷，贴上膏药便可。第二天她复诊，脚部原本的红肿已消。我问她：“好多了吗？”她说：“针完后当天就好多了，怎么会这么快？”她又补充道：“我之前左脚受伤去看西医，这次右脚受伤想着换看中医，没想到居然可以好得这样快。”再仔细问她：“你自觉当天疼痛减轻几成？”她的回答让我不禁笑开怀，她说：“嗯……就是好到让我吓一跳！”

从“看似不相关的部位”下针，效果令人惊叹！

我在处理急性扭伤时，往往不是先从受伤的部位开始，而是从“看似不相关的部位”进行治疗，通过经络穴位刺激，从远处治疗，大多数患者疼痛可立即缓解，也是因为这样的见证，让我深信中医治疗的独特与不可取代。

老祖宗治疗之道：针灸通气滞，药物活血瘀

患者病情的改善，让我更确信老祖

宗的智慧是多么的可贵，也是通过临床实践，让我相信人体最重要的就是气与血。

“养生之道在养其气。”气是让人体正常运作的能量，虽不可见，但确实存在。血是濡养器官组织的养分，缺其不可。脚扭伤可见的是局部的血瘀，但不可忽视的是不可见的气滞，针灸的功效在于疏通气滞，药物的功效在于活血化瘀。气通则血活，瘀去则新生，这就是治疗之道，也是养生之理。

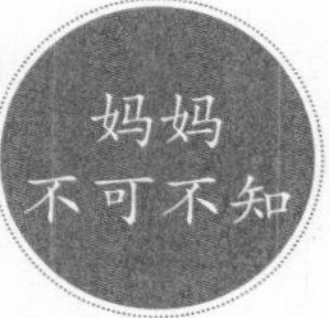

缓解扭伤的穴位按摩

穴　　位：手三里
穴位寻找：手肘横纹末端，往下 3 根横指处。
功　　效：可治足扭伤、腰扭伤、落枕。

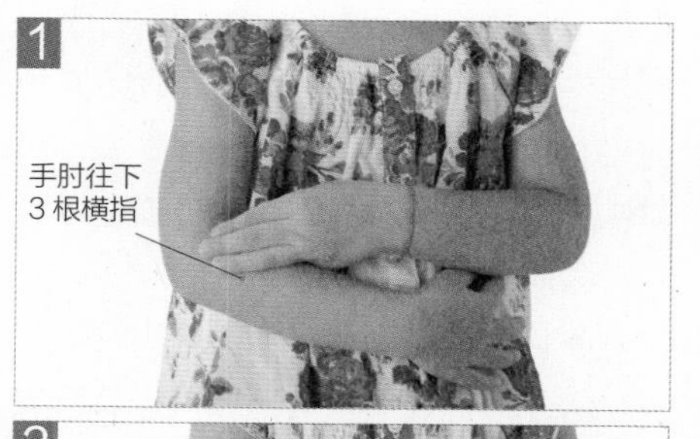

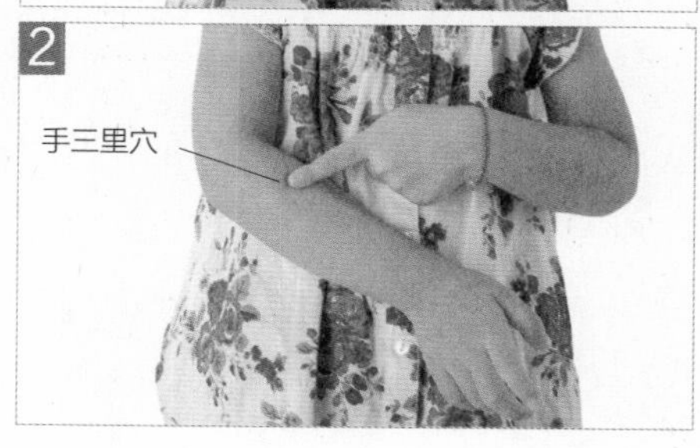

穴　　位：阳陵泉
穴位寻找：位于小腿外侧，当腓骨小头前下方凹陷处。
功　　效：专治脚抽筋或扭伤。

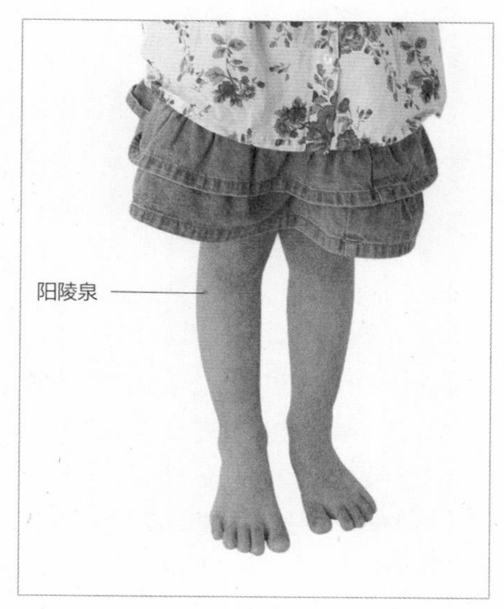

膝关节韧带松弛

膝关节韧带松弛是比较常见的疾病，但患者大多在初期不知道自己有这样的问题。

应补身体元气

长期膝关节韧带松弛容易造成膝盖的不当磨损，进而提早老化。同时膝盖附近的肌肉群，也会因韧带的松弛而出现不正常用力的情况，从而造成肌肉群的酸痛，这样的状况不见得只出现在膝关节周围，长期下来甚至会引发腰酸或背痛。

小朋友运动时要注意，运动前若没有经过适当热身，就容易造成韧带受伤。运动后马上冲凉、狂饮冰水，造成寒气侵袭体内，不仅容易造成日后肠胃道或呼吸系统出现问题，也容易产生运动伤害。

要保养好自己的膝关节或身体，首先，运动前后需暖身，先让气血流畅后，才不容易受伤；其次，运动时间与运动量应适宜，过度的运动会给身体造成负担与伤害。当身体出现膝关节不适时，应该马上停止运动，先休养生息。运动后汗出太多时不宜马上冲澡，这时毛孔处于扩张的状态，马上冲凉很容易被寒气侵袭体表，日积月累，就会造成身体的损伤。

运动不当或气血循环不佳造成膝关节韧带松弛

另有部分病人，很少运动，却也有这样的困扰，这主要是因为他们身体的气血循环出现了问题。气虚或气陷都会造成身体无法将能量适时地传递，这时很容易在这些地方出现酸痛的现象，身体的气不足了，就会出现相关的筋或韧带的松弛与无力。这时不应该去吃止痛药止痛，而是要补身体的元气，元气充足自然能将营养输送到身体各处，韧带松弛与无力自然也能够恢复到正常状态，酸痛的现象便能解决了。

所以，出现以上问题时应该先探讨背后的原因，进而再用药物或针灸解决问题。

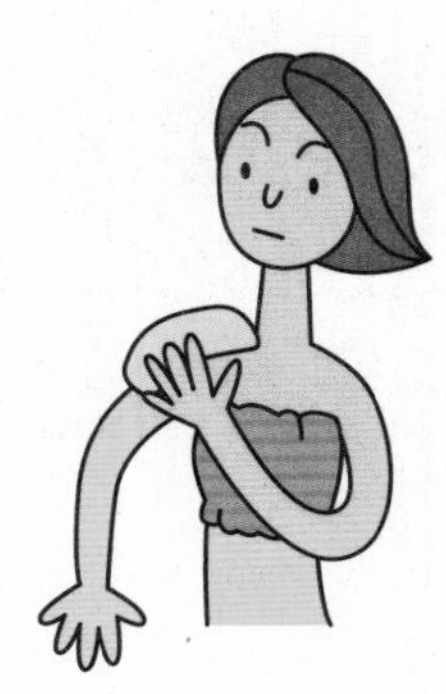

意外受伤

撞伤

小孩喜欢爬上爬下，容易发生跌落撞伤等意外状况。

先观察孩子的活动力是否良好

孩子玩耍时造成碰撞，或是乘车发生意外受到撞击，这时候要先检查有没有流血，如果没有，接着应询问有无疼痛，再进行触摸看有无肿块。即使都没有，也要继续观察孩子的行为、精神、睡眠、食欲、排便等情况。

妈妈必学 消肿止痛的茶饮

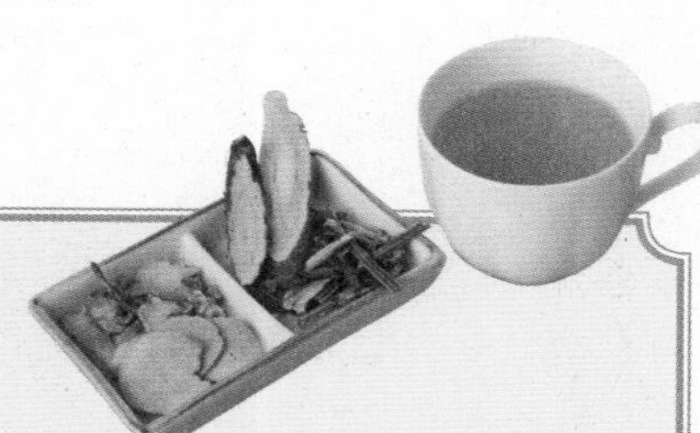

化瘀茶

药材：生黄芪 21g，泽兰 12g，白及 9g，芍药 9g，甘草 9g。

做法：用 800mL 的水，加入药材，用小火煮 15 分钟即可。

功效：消瘀散肿。　　**适合年龄：**3 岁以上。

荷叶汤莲藕汁

药材：荷叶 6g，新鲜莲藕两节。

做法：1. 荷叶先用水煮 15 分钟，滤去荷叶，水待微温。

2. 将莲藕快速用热水氽烫、切片，和荷叶水一起打汁即可饮用。

功效：荷叶可化瘀止血，莲藕汁具凉血散瘀之效。

注意：莲藕生用，捣烂后敷贴，主治外伤跌损疼痛；煮熟后敷贴，可治皮肤干裂、冻疮。

适合年龄：1 岁以上。

牙齿

蛀牙

孩子三更半夜哭喊牙痛，翻来覆去难入睡，妈妈只能从药箱中寻找止痛药、治齿水，甚至花椒粒都派上场。折腾一整夜，天一亮还得赶着挂牙科门诊，这是许多妈妈很熟悉的场景吧。

善用盐，帮助预防蛀牙

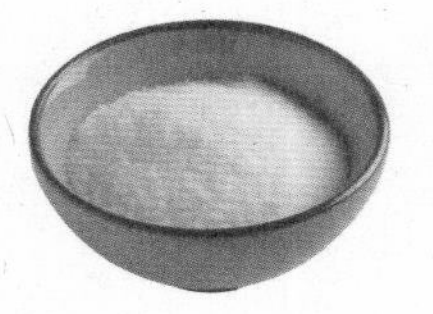

老一辈流传下来的用盐刷牙，不只针对牙周病，对蛀牙的预防也有很好的功效。平时刷牙不妨在牙膏内加点盐，有助于牙齿保健。

盐本身也是一味中药材。中医认为，盐主要入肾经，而肾主骨，肾强健，骨头也会强健。齿为骨之余，所以连带牙齿也会强健。不同产地的盐，功效会有一些差异，如青盐，又称“戎盐”，产自青海一带，它与食盐不同，其本身是补肾药，入肾经，古籍记载青盐治目赤肿痛、吐血溺血、齿舌出血，坚骨固齿，明目乌发。很多药材中会适度加入盐，因为盐也是一个引经药，可提升药材疗效。

盐的好处很多，但是使用时剂量的拿捏很重要，少量使用有滋润功效，但是大量使用反而会耗血伤精。饮食中不能没有盐，适量的钠可将水分留在体内，但是过量会造成水肿。任何药材在使用上都要适量，量的多少因人而异。此外，有些人在使用盐这方面必须加以限制，如高血压、糖尿病、哮喘等患者都要避免摄入过量的盐。

孩子特别容易长蛀牙，或许是受体质影响

蛀牙除了生活习惯之外，也和遗传有关。有些人虽然每天刷牙，而且不是特别爱吃糖，但就是很容易长蛀牙，甚至刚成年就已经一口烂牙；有些人虽然不大爱刷牙，但牙齿看起来还挺健康。特别容易长蛀牙也和肾气不足有关，如果家长觉得孩子好像特别容易长蛀牙，就不只要教导孩子建立好的洁牙习惯，还要怀疑是否与体质有关，可请中医师进行辨证，给予补肾气的中药，并且在刷牙过程中用盐加强洁牙健牙效果。有些肾气虚的孩子，尽管已经上小学了，还是经常尿床，这类体质是可以用中药加以调理的。

婴儿也会蛀牙！开始长牙时就要做好护理

事实上，蛀牙的形成是因为牙齿上的糖、细菌与食物残渣停留在牙齿上的时间过久。一般父母都认为，婴儿时期不会蛀牙，其实这是错误的观念。由于婴幼儿的牙齿质地较为脆弱，若有蛀牙现象，则很快就会加重。乳牙如果变成蛀牙，有时小孩吃东西咬不动就会降低进食的欲望，造成偏食。而造成蛀牙的条件有四个，分别如下：

1. 牙齿本身就容易长蛀牙（遗传因素）；
2. 摄取过多容易产生齿垢的砂糖；
3. 牙齿因为清洁不当，蛀牙菌过多；
4. 食物残渣停留在牙齿上的时间过长。

以上的每个因素都要加以预防，以保护小孩的牙齿健康。例如：必须控制孩子吃零食的量，让孩子按时吃饭并正确地刷牙。

简单清洁，好好照护

牙齿的护理必须从一长牙就开始做。刚开始可以在吃完辅食之后喝白开水，或用纱布将牙齿上的污垢擦拭干净即可。等小孩长大一点儿，习惯了之后，再一点点地用婴儿牙刷试试看。这时候，要将宝宝牙齿上的残渣清掉还不需要用到牙膏。宝宝能独立刷牙时，最后的清洁最好由大人协助。

三岁以前吃手指，不用太担心

有很多家长担心小孩吃手指头，对牙齿的排列会有不好的影响。婴儿吃手指，其实是正常的行为，且会随着成长而减少，所以并不需要担心。三岁之前吃手指，对下巴的发育不会造成不良影响，对牙齿排列也不会造成什么伤害。不过若等到三岁之后还是继续吃手指，此时父母就要考虑小孩吃手指的原因，是否为心理焦虑引起的生理反应。

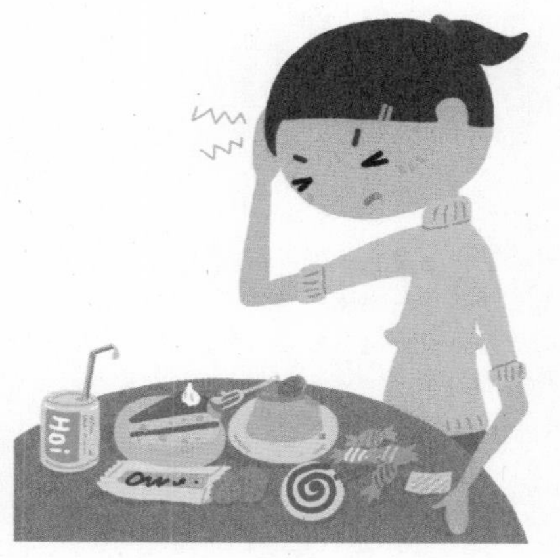

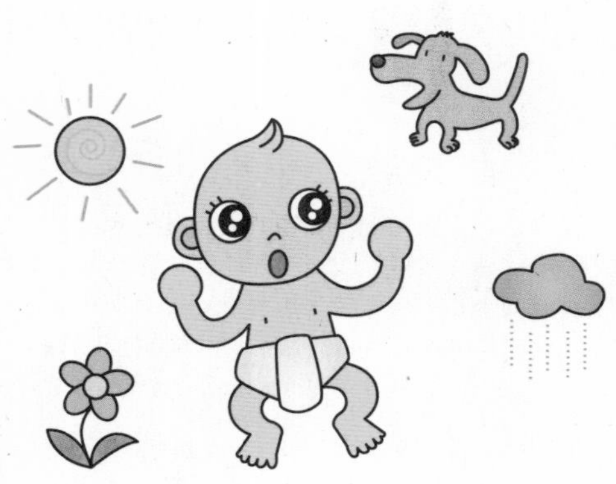

换牙过程要注意清洁

孩子换牙前就要注意牙齿的清洁及保健，如果换牙前就已经一口蛀牙，势必会影响将来牙齿的生长及排列。此外，假如小朋友乳牙还未换，后面恒牙已开始长，也会影响牙齿排列，家长要特别注意。

古人流传的牙齿保健之道——叩齿漱津

这里要举的例子是关于宋朝诗人陆游的。陆游在年轻时就开始牙齿脱落，头发变白。于是他开始做养生功，其中就包括“叩齿漱津”，结果牙齿居然不再掉，头发也开始返黑。此外，他还经常按摩肚子，在肚脐周围做顺时针的按摩，使得自己越来越健康。他曾写下“解衣摩腹西窗下，莫怪人嘲作饭囊”描述他按摩肚子的情景。唐代著名的医家孙思邈常将“食后行百步，常以手摩腹”作为自己的养生之道。古人留下的保健之道若能持之以恒，一定能见到效果。

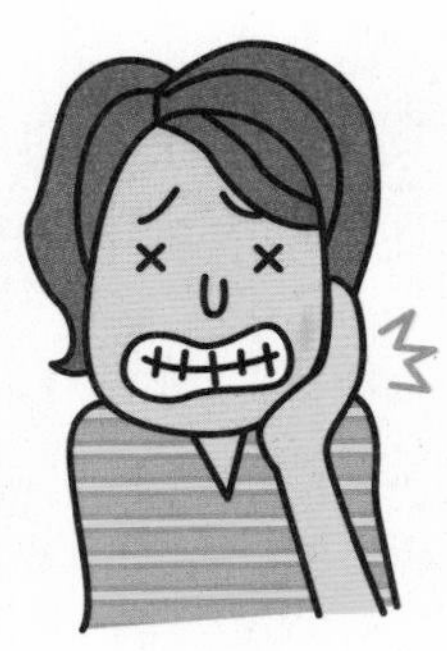

牙齿强健日常保健之道——叩齿漱津

做法：

1. 清晨睡醒后先呵气五次（呵出腹内浊气）。
2. 闭目，叩齿十六次（或三十六次）。
3. 舌抵上腭，鼓漱口中津液使之满口，分三次缓缓吞下。
4. 重复以上动作三次。

功效：这个专属牙齿的按摩运动，可以帮助我们强健牙龈与牙齿。每天起床后先对自己的牙齿做个保健吧。

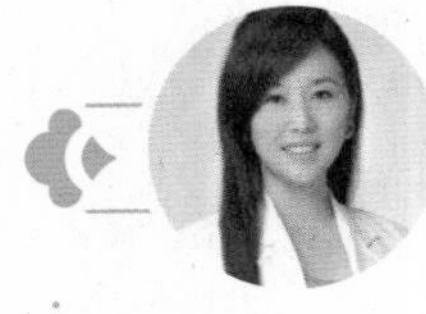

中医妈妈的小叮嘱

孩子撞伤掉牙该怎么做？

如果因为跌倒或碰撞造成牙齿受伤、摇晃，这时候可使用珍珠粉帮助伤口愈合。珍珠粉有收敛生肌的作用，使伤口恢复得快，而且不会留疤。在恢复期间要避免吃硬的食物，可吃些稀饭让伤口更快愈合。有一次我的大儿子因为太调皮而摔倒，大门牙撞到流血，而且摇摇晃晃，幸好我随身携带着珍珠粉，立即帮他消毒伤口，再涂抹一些珍珠粉，而且持续涂抹三天，牙齿逐渐恢复正常，伤口也愈合。

妈妈不可不知

缓解牙痛的穴位按摩

穴　　位：内庭

穴位寻找：在足背，第2、3趾间，趾蹼缘后方，赤白肉际处。

功　　效：治上牙痛。足阳明胃经主要入上牙龈，所以可按压胃经的“内庭穴”。

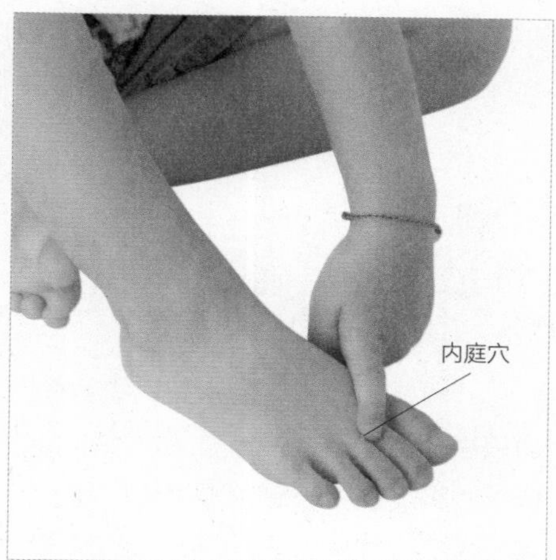

穴　　位：合谷

穴位寻找：在手背，第2掌骨桡侧的中点处。

功　　效：治下牙痛。手阳明大肠经主要入下牙龈，所以可按大肠经的“合谷穴”。

小提醒：

1. 按压时必须依疼痛部位选择不同穴位。如果牙痛，又刚好不方便看医师时，人体有这两个穴位可以缓解牙痛，一定要记住哦！
2. 按压合谷穴时请注意，大拇指和食指要并拢再行按压，酸胀感绝对会比手指张开来得强烈，如此才能达到较好的止痛效果。所以按穴位除了要取穴正确外，按压方法也是有技巧的！

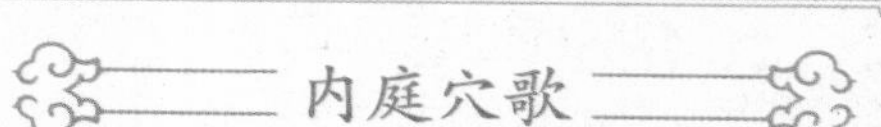

内庭穴歌

内庭次趾外，本属足阳明，能治四肢厥，喜静恶闻声，瘾疹咽喉痛，数欠及牙疼，疟疾不思食，耳鸣针便清。

【注】内庭穴，在足之大趾次趾外间陷中，属足阳明胃经穴也。主治四肢厥逆，喜静恶闻人声，瘾疹不快，咽喉肿痛，数欠，牙龈疼，疟疾，不思饮食，耳内蝉鸣等。

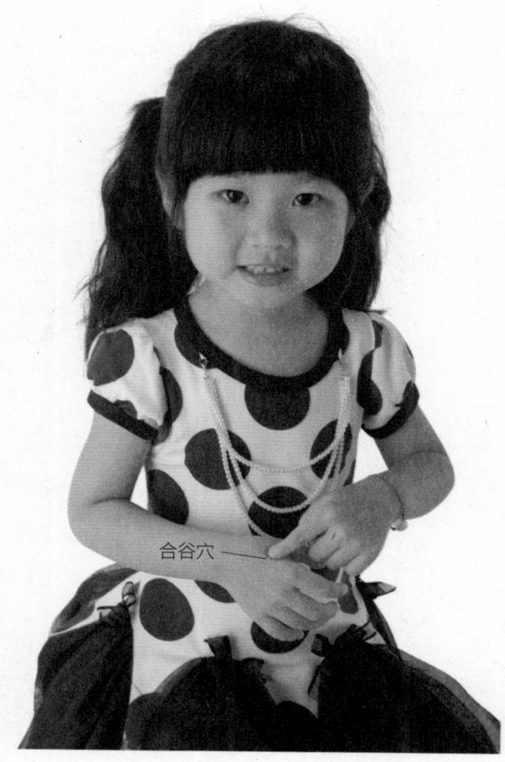

牙齿

牙周病

牙周病，中医称为“牙宣”“齿漏”“齿断宣露”，治疗时必须先分清楚属于实火还是虚火。

分清楚属于实火还是虚火

牙周病是很常见的牙齿疾病。牙周病的中医治疗，疗效是很不错的。无论病属实火或虚火，除了先天体质之外，其实大都与饮食生活习惯有关。我在问诊时，一定会先问病人平时的生活、饮食习惯，给予正确的提醒，并叮嘱辛辣食物要避免。

小朋友不太会有牙周病，不过家长要特别注意小宝宝常见的奶瓶性蛀牙。我在照顾自己的宝宝时，会在每次喝完奶之后，给宝宝喝一点温开水，洗脸时会用温开水帮他清洁、按摩牙龈，所以两个孩子都没有奶瓶性蛀牙的问题。

实火与虚火之别

类别	临床表现	治疗方式
实火	突发剧烈牙痛，牙缝出血量多、血色鲜红，口气重。实火多和“脾胃积热”有关，饮食多喜重口味或辛辣刺激之物，作息则多晚睡，或者长期睡眠不佳，造成容易上火的体质，这类病人除了口气重，也有便秘倾向。	选用“清胃散”，帮助清泻胃火；容易口渴或便秘者，可搭配“甘露饮”一起使用，加强滋阴的功效。
虚火	病程较久，牙齿隐痛，牙龈渗血，龈肉萎缩、牙齿动摇。虚火病人大多脾肾较弱，多伴随腰酸无力、眼睛酸涩或耳鸣，容易腹泻或便软不成形。	选用“六味地黄丸”加减，调补肾气。若发炎、疼痛，可加上蒲公英；若出血不止，可加上侧柏叶炭。临床用药需依个人不同的症状与变化做药物的加减。

中药牙粉妙处多！

药材： 旱莲草、补骨脂、细辛、青盐、石膏、花椒、白芷、薄荷、防风各等份，共为细末。

用法： 每早洗脸后擦牙，用水频漱吐之。

功效： 冬月吃火锅，加上煎炒等物摄入过多，牙龈易红肿，甚至发生溃疡，用此末擦一两次，即消减。

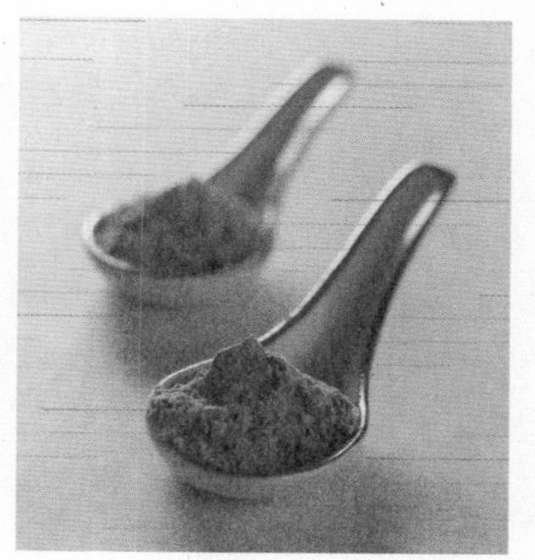

“昔有人四十后病齿，大牙已脱三个，遇德州卢南石相国之弟传此方，用之动者复固，齿病遂除。”故事是指一位中年人四十多岁，大牙已掉三颗，刚好遇到宰相的弟弟，告诉他使用此牙粉可帮助改善。

现在已有很多牙医发现，使用中药治疗牙周病可得到不错的效果，有些牙医诊所提供的牙膏，里头就含有中药成分。

中药牙粉的妙处

此中药牙粉具有补肾降火的效果，用盐刷牙，除了借助盐的摩擦达到去除齿垢效果之外，盐本身入肾经，用它可帮助按摩牙龈，加强循环；花椒可以入肾；白芷、薄荷能缓解牙龈的红肿疼痛；防风本身则能够引药入经；旱莲草、补骨脂、细辛也是很好的补肾药。

缓解牙周病的茶饮——牙周病茶饮方

药材： 蒲公英 9g，玄参 9g，黄芩 9g，知母 9g，生白芍 9g，甘草 9g。

用法： 以 1000mL 水共煮 15 ~ 20 分钟即可。于一天之内喝完。

功效： 对突发性的实火牙痛患者较适用。

小提醒： 如果牙周病已经很久，或是很严重了，建议寻求医师治疗，才能真正地治本。

成长发育

掌握关键，孩子“高”人一等！

“望子成龙，望女成凤”，从孩子一出生，父母就希望宝贝比别人高、比别人聪明，将来才有成就。所以，无论饮食、运动、睡眠等等，凡是会影响孩子发育的细节，都非常在意。

孩子老是喊腿痛，是生长痛吗？

“孩子没发生碰撞，怎么老喊腿痛？”这有可能是生长痛。有些孩子“生长痛”可能只发作一两次，少数小孩会反复发作。生长痛好发于4岁到10岁之间，晚上或者休息时比较容易发生。至于发生的部位，常在下肢的大腿或小腿肌肉，少数会发生在关节处。

生长痛跟关节炎有何不同？

家长不可以将孩子腿部的疼痛一律归因于生长痛，要学会分辨。如果是生长痛，按压痛处时并不会痛，反而比较舒服，疼痛时间一般在20 ~ 30分钟内，过后便没事了。假如走动时会痛，第二天起床后仍感觉疼痛，或是按压痛处时疼痛加重，走路姿势不对劲等，就要注意可能是其他问题造成的。

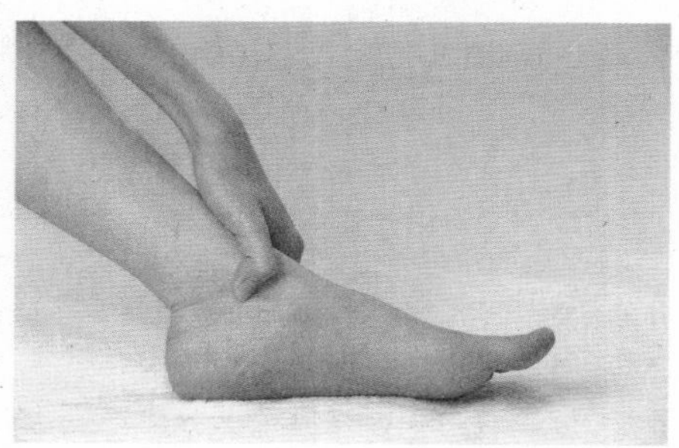

孩子怎么吃比吃什么来得重要！

现在小孩面对的诱惑太多，吃饭时总想着边吃边看电视、玩玩具、聊天讲话。妈妈应给予小孩安静的吃饭环境，让孩子吃饭时专心，饭前饭后不做剧烈运动，吃饭时不想太多事，因为任何食物都不及吃饭时的心情对身体的影响大。正确的吃饭习惯，才有助于食物的消化。

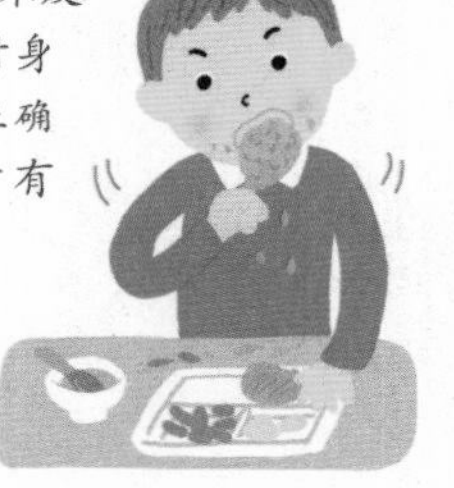

让孩子“高”人一等，营养要充足！

每个家长都希望孩子能够“高”人一等，长得结实！因此，只要是有营养、有助于成长的食物，父母都会帮孩子准备。

想要小孩子长得高，最重要的是把握好几个关键的细节。

掌握黄金睡眠时间

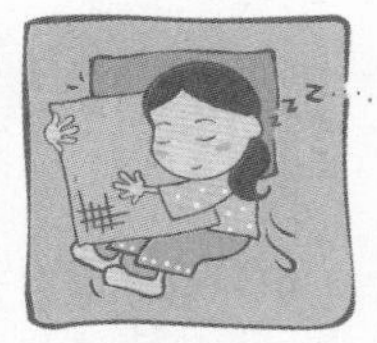

晚上 11 点前一定要入睡！因为把握生长激素分泌的黄金时间很重要。人体八成的生长激素会在睡眠时分泌（只有刚出生的婴儿 24 小时都会分泌），而且睡眠的前半段是分泌最多的时候，是白天的十几倍，这就是“睡眠的黄金期”，而到了后半夜，生长激素相对分泌要少些。所以许多家长问我，晚点睡就晚点起，这样可以吗？答案当然是不可以喽！睡错了时间，功效可是差很多的。

多做跳跃运动

常做跳跃运动，如跳绳、打篮球，对长高有帮助，因为这些运动可以刺激到肾经的“涌泉穴”。肾主骨，想要长高，可要多刺激这个穴位。

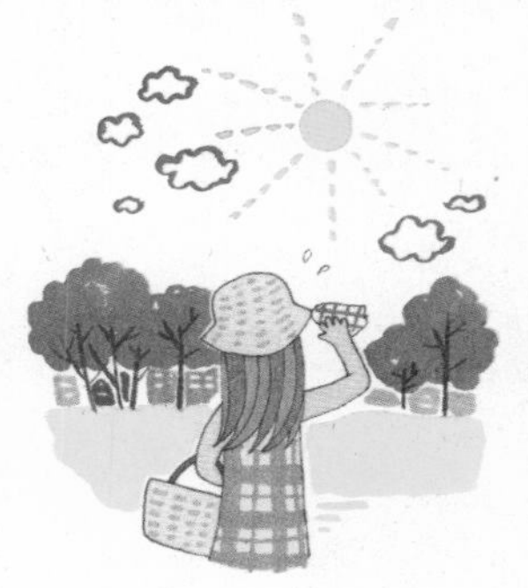

多晒太阳

有了阳光，体内才能合成维生素 D，促进钙质的吸收！没有阳光，补充再多的钙都是枉然。维生素 D 可以使钙、磷有效地被吸收利用，帮助骨骼钙化，以强健骨骼和牙齿，并且能够与副甲状腺共同维持正常的血钙浓度。此外，维生素 D 还有助于结膜炎的康复，可以帮助人体对维生素 A 的吸收（眼睛才会又大又亮！）。

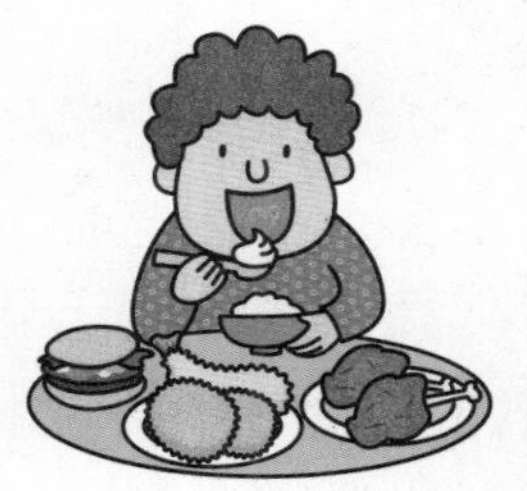

少吃高脂高糖食物

高脂、高糖饮食会妨碍胶原蛋白的合成。高油脂的食物通常会长肥肉，可能会让小孩青春期提早，不利于长高。另外，西式的快餐往往高脂高糖，也可能会造成孩子提早进入青春期。

多吃坚果（种子）类食物

坚果类食物与一般橄榄油、植物性食用油相比营养更多元，除不饱和脂肪酸外，还含有蛋白质、矿物质、维生素、纤维素等，因此常吃坚果有助于促进健康。

妈妈不可不知 帮助长高的穴位按摩

穴　　位： 涌泉

穴位寻找： 将脚掌分成三等份，前三分之一的地方，正对第二、第三个脚指头的中间。

功　　效： 经常刺激可帮助长高。

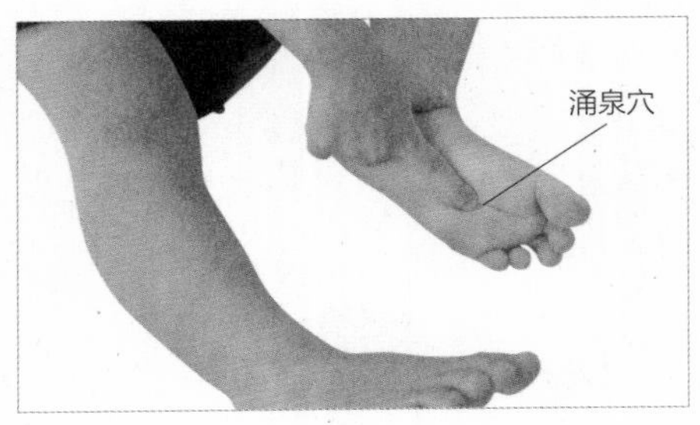

长高的食材小档案

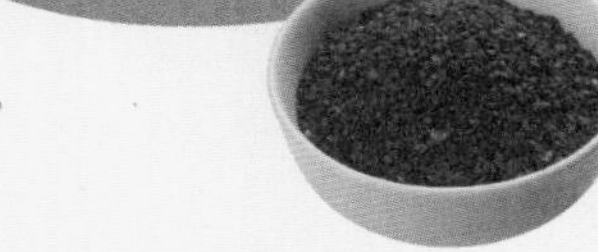

芝麻

功效： 补肺气，益肝肾，润五脏，明耳目，坚筋骨，利大小肠。是具备高钙、高铁、高蛋白质的“三高”食品。

花生

功效： 调脾胃，补气血，促进生长发育。此外，花生对产后乳汁不足有养血通乳的作用。刚生产完的妈妈们，多吃花生煲猪脚这类食物，可以催生乳汁，确保宝宝的母乳喂养。

妈妈必学 强化补钙的药膳

妈妈不妨在饮食方面花点心思，做些既有营养又能吸引孩子的健康甜品，让孩子能吃得美味又健康。牛奶花生核桃糊就是一道非常好的补钙小点心。

牛奶花生核桃糊

药材： 核桃 60g，白芝麻 20g，牛奶 350g，花生酱一小汤匙。

做法： 1. 将核桃用小火炒香，取出置于小碗。
2. 将白芝麻同样用小火炒香，取出置于小碗。
3. 将以上二者放入搅拌机中，加入牛奶打成糊状并混合均匀。
4. 将处理好的食物倒入大碗中加入一小匙花生酱，放入电饭锅中加热。
5. 加热完成后，趁温热食用。

功效： 补充钙质，改善便秘。

适合年龄： 1 岁以上。

早餐吃对，孩子身心发展一级棒

孩子的饮食习惯关系着身心的发展，养得太胖或太瘦其实都不好。

妈妈们都知道孩子的早餐很重要，你的孩子早餐都吃些什么？面包配冰奶茶，或是蛋饼、萝卜糕加豆浆？以中医的观点，建议早餐吃粥最好。古人认为："粥能畅胃气，生津液，每晨空腹食之，所补不细。"

如果前一天吃饭太晚或肠胃没有好好消化昨夜的食物，一早起来就会感觉腹胀或口气重，甚至能闻到昨夜食物的味道。这时就应该改善肠胃道的消化功能。要改善肠胃道的消化功能，一定要常按"足三里"穴。

脾胃虚寒少喝牛奶，容易胀气少吃面包

很多小朋友早餐以牛奶、面包为主。牛奶性味甘、微寒，脾胃虚寒或肺气不足者，要注意不可喝太多，而且避免空腹喝；而肠胃容易胀气者最好少吃面包。

对过敏体质的孩子，家长一定想知道到底喝哪种奶较不易过敏。我们除了要探究各种奶的性味外，更应该了解小孩本身的体质。如果小孩喝母乳，却容易皮肤痒或腹泻胀气，那么妈妈应该记录一下自己日常生活的饮食内容，便于医师判断或诊断。如果小孩属于燥热体质，容易便秘，那么牛奶就优于羊奶；假如小孩常常腹泻或是过敏体质，羊奶则优于牛奶。

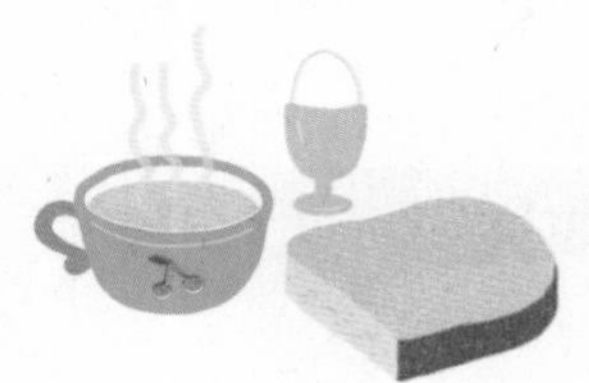

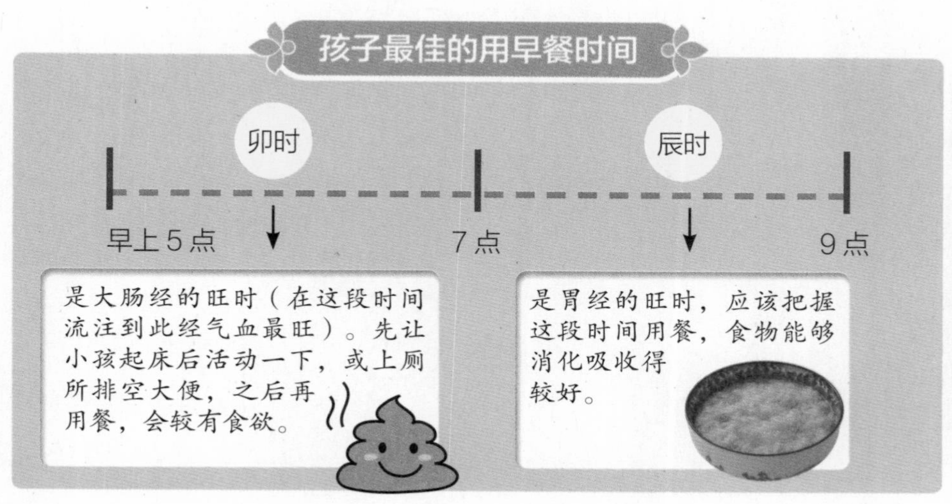

最重要的还是日常生活中的饮食习惯。若平时可乐、冰果汁从不离手，那么要脱离过敏体质，恐怕比登天还难！

有些水果不适合空腹时吃，例如，柠檬、葡萄柚、苹果等，它们含大量有机酸，容易刺激肠胃道，造成胃酸过多。中医认为所有性寒凉的，吃起来有酸味的水果，都不宜空腹吃。

孩子边吃饭边喝水，影响消化和代谢

有些小孩喜欢边吃饭边喝水。吃饭时喝水或喝汤，会稀释胃液，妨碍消化，且食物中的盐分也会让水滞留在体内，不易代谢。

“饮入于胃，游溢精气，上输于脾；脾气散精，上归于肺；通调水道，下输膀胱。水精四布，五经并行，合于四时五脏阴阳，揆度以为常也。”水由口喝入，经过肠胃道吸收，由呼吸（肺）、皮肤（肺主皮毛）和膀胱（与肾相表里）及大肠（与肺相表里）排出多余的水分，中间有任何一个环节太弱或出问题，体内水分的代谢便会出现障碍。

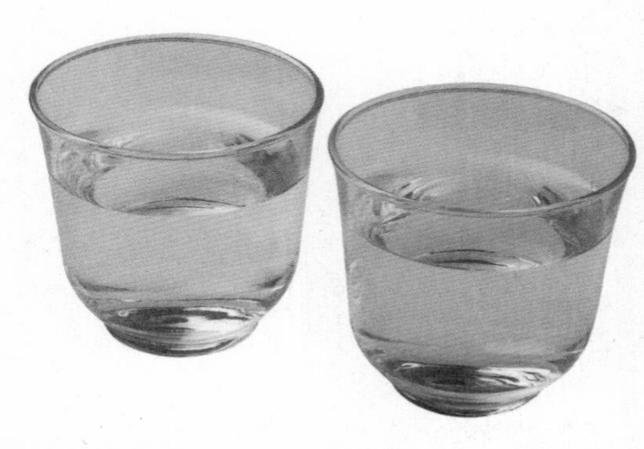

●正确的喝水时间应该在两正餐之间

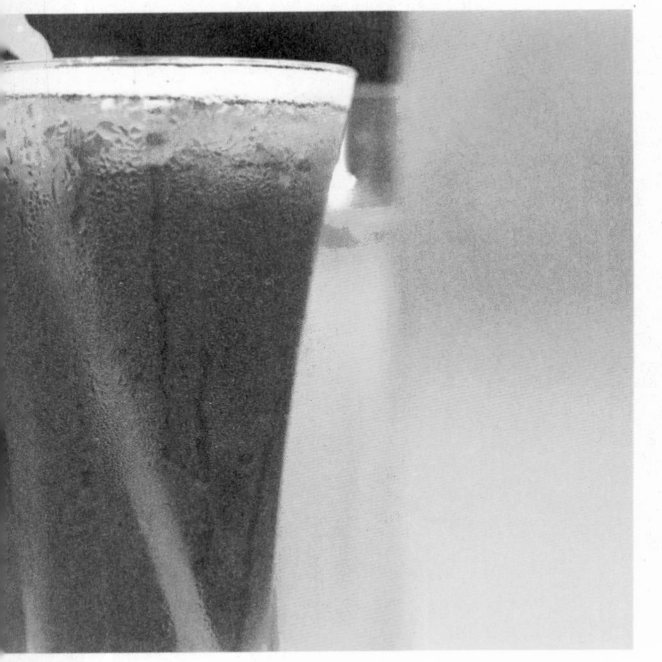

一天喝多少水？因人而异

当一个人脾气太虚、肺气太弱、肾气不足时，就应该要注意自己的喝水量，就像每个人吃饭的分量不一样，每个人的喝水量也应该视自己的身体而定，不是适合别人的分量，就一定适合自己，尤其肠胃吸收不良的、心肺功能有问题的、肾脏机能不佳的，甚至是容易疲倦水肿的，就不应该勉强规定自己一天一定要喝多少水。

运动后喝水别太猛！

每次喝水都应该慢慢地喝，在运动之后更应该如此。在农村，牛马在气喘吁吁的时候绝对不能马上让它大量喝水，都会在饮水槽上摆上细细的稻草，让这些草漂浮在水面，牛马只能慢慢地喝，避免喝得太急伤到身体。不是说我们像牛马，而是说饲养牛马都有这样的智慧，为它们顾及身体的健康，因此，养育小孩更应该以健康的方式去照顾。

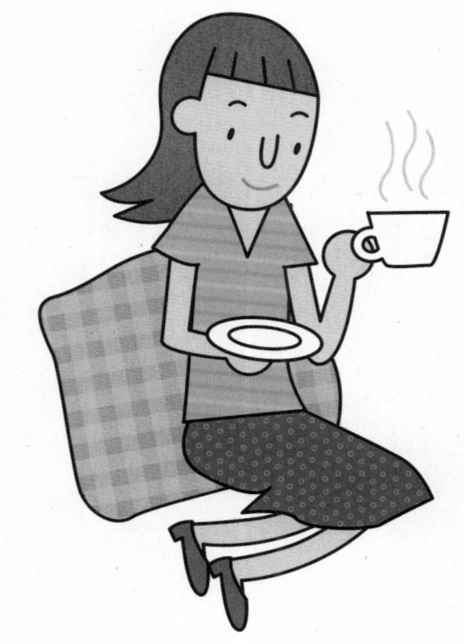

妈妈必学　增加智力的好食材

不但要吃得健康，也要吃得聪明。现代父母对小孩的学习能力及专注力特别在意。妈妈如何在料理中加入中药食材，以增加小孩的智力呢？

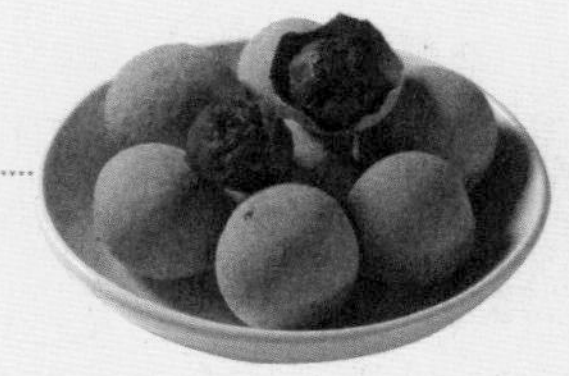

龙眼肉

功效： 益脾，长智，养心，补血。《神农本草经》云其“久服聪明、不老”。在炖汤中或炖粥时，都可以加些龙眼肉。

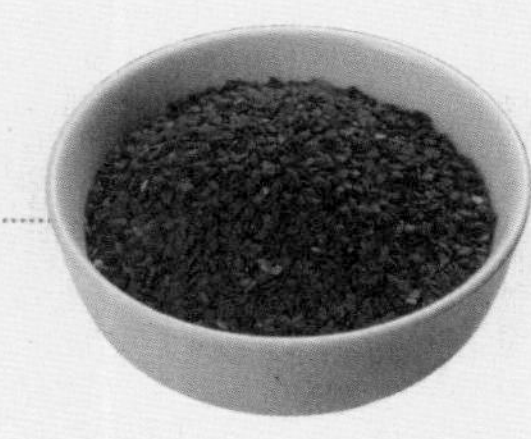

黑芝麻

功效： 润五脏，填精（脑）髓，坚筋骨，明耳目，乌髭发。

成长发育

性早熟

要长高，就不要太早熟，但是现在有很多孩子面临性早熟问题，孩子太早熟，其实是祸而不是福哦！

孩子太早熟，反而长不高

几岁以前发育，就算是性早熟？古人认为，女子二七而天癸至，任脉通，太冲脉盛，月事以时下；男子二八而肾气盛，天癸至，精气溢泻。

现代医学认为，性早熟指女孩在8岁前，男孩在9岁前，开始提早有青春期体征出现。女生可能会出现乳房开始发育，阴毛及腋毛开始生长，或月经来潮；男生则可能出现睾丸、阴茎变大，变声等变化。男女生都会有身高快速增加、骨头提早成熟的情形。

性早熟，不一定是好事！

性早熟的小孩在发育当中身高可能比同年龄的人高，但其性激素分泌增加，骨骼年龄快速进展，骨骺提前闭合，会造成提早停止成长，因此会影响到日后的身高，使得这些孩子到后来反而变成了班上的小不点。而女孩月经来潮后，激素直接作用于骨骺，长高速度就会大幅变慢。如果小女生乳房提早发育，表示离月经来潮只有一年至一年半的时间，势必会影响身高。

此外，性早熟还会有另外一个问题，就是心理方面的影响。早熟导致第二性征提前出现，让孩子必须以青少年的外表和尚未成熟的心智去面对外界的事物。

性早熟的常见病因

中枢性性早熟：是下丘脑的作用促使性激素功能变得亢进，有可能是下丘脑的病变，如肿瘤或创伤等造成。但也可能找不出任何原因，属于特发性性早熟。女病童约九成以上属于找不出原因之特发性性早熟，但男病童有部分属于中枢神经病变导致。

外周性性早熟：即非由下丘脑启动，而是有外源性因素，如服用避孕药或含雌激素药物造成；或内源性因素，由分泌雄激素或雌激素的肿瘤，例如卵巢肿瘤、睾丸肿瘤造成；或由先天性肾上腺增生症造成。

过胖、常吃鸡皮内脏等会引发性早熟

吃鸡皮、内脏会造成性早熟？没错，食物污染（生长激素）和环境污染是主要原因，而药品误用（激素药物）或滥用（类固醇药物）也都是重要原因。

此外，太胖也会引发性早熟，过高的热量会在儿童体内转变为多余的脂肪，引发内分泌紊乱，进而导致性早熟；而食用油经反复加热使用后，高温使其氧化变性，摄入变性的油脂也是引发“性早熟”的原因之一。

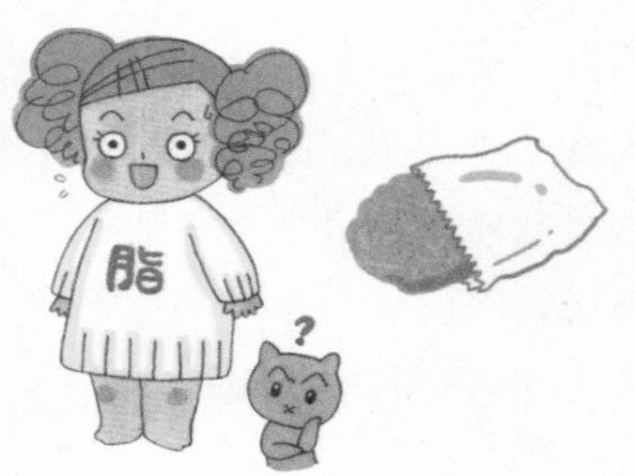

预防性早熟，哪些食物要少吃？

要预防孩子性早熟，就要少吃雪蛤、油炸品、肉类（尤其是内脏类或鸡皮）、牛初乳、蜂王浆及反季节水果。

牛初乳是指刚生完牛宝宝的牛妈妈头一周的乳汁，其中促性腺素含量极高，对于接近青春期的孩子而言，身体较为敏感，长期大量服用容易提早进入青春期；而反季节水果几乎都是在“促熟剂”的帮助下才能反季或提早成熟，这类水果不宜给幼儿食用。儿童性早熟的中医临床证候一般为“肾阴虚，相火旺”，中医治疗以“滋肾阴，泻相火”为原则。

妈妈必学　改善性早熟的茶饮

滋阴泻火茶

药材：生地 9g，知母 6g，元参 6g，黄柏 6g，生甘草 6g。
做法：将药材洗净后加入 700mL 的水，用小火煮 15 分钟即可。
功效：适用于性早熟属阴虚火旺者。
注意：必须经中医师辨证给药，勿自行判断使用。
适合年龄：9 岁以上。

成长发育

脊柱侧弯

现在的孩子面对竞争激烈的社会，自小就得背着重重的书包，应付庞大的课业，就怕输在起跑线，但也因为如此，脊柱侧弯问题越来越普遍，家长可得及早注意和预防。

脊柱侧弯越来越普遍，及早预防很重要

孩子脊柱侧弯不只是因为书包过重造成的，其他像是坐姿不良或静态活动偏多，也可能影响脊柱的发育。家长只要发现孩子常常腰酸背痛，就要小心可能是书包过重或姿势不对，导致肌肉受力出现问题。如果对此忽视，长时间下来，就可能使得处在生长发育期的孩子的脊柱出现问题。

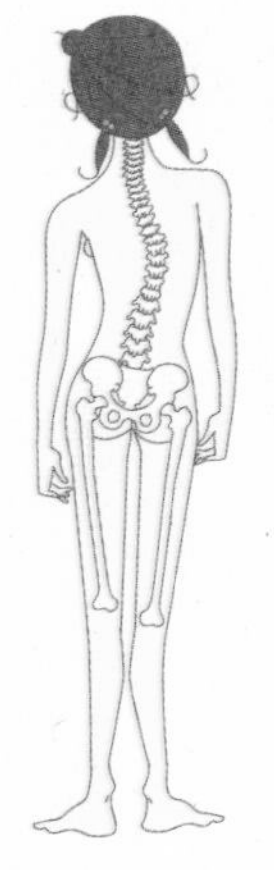

小朋友的坐姿，也要从小留意，跷脚、盘腿等坐姿都是不对的！记得高中时期，曾有一段时间喜欢盘腿看书，后来导致无法弯腰，连最简单的穿裤子和袜子都不能够自己做，当时医院检查判断是肌膜炎及骨膜炎，吃消炎止痛药效果一般，痛到只能躺在床上看书。后来看了中医后，了解是长期姿势不良导致气滞疼痛，需疏通郁滞的经气才能缓解疼痛。若出现这样的疼痛，泡热水澡（温泉）及热敷也会有些许帮助。

有些运动往往偏向左手或右手使力，长期下来也可能影响脊柱，例如高尔夫球、羽毛球等单侧运动。但不代表做这些运动就一定会脊柱侧弯，重要的是做运动前后有没有拉伸肌肉群，或加做其他的运动锻炼双侧的背肌。

脊柱侧弯，孩子可能长不高！

脊柱侧弯也会让孩子长不高？脊柱侧弯不仅会影响身高，脏器也都可能出

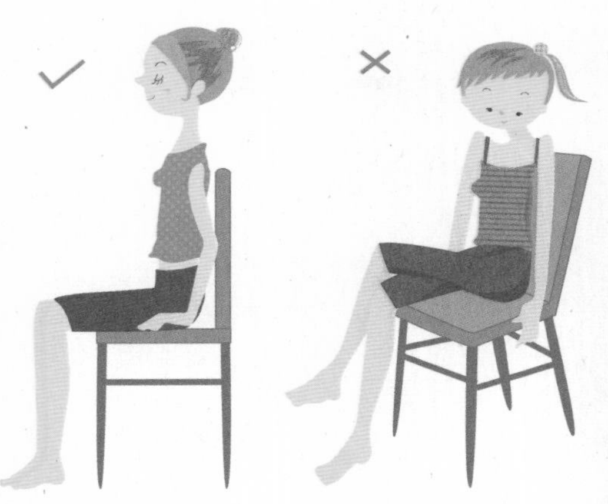

现问题，严重一点更会影响心肺功能，或出现子宫方面的问题。因为脊柱是督脉循行部位，督脉与五脏六腑都相关，也就是上段和心肺功能相关，中段和肠胃功能相关，下段和生殖泌尿系统功能相关。

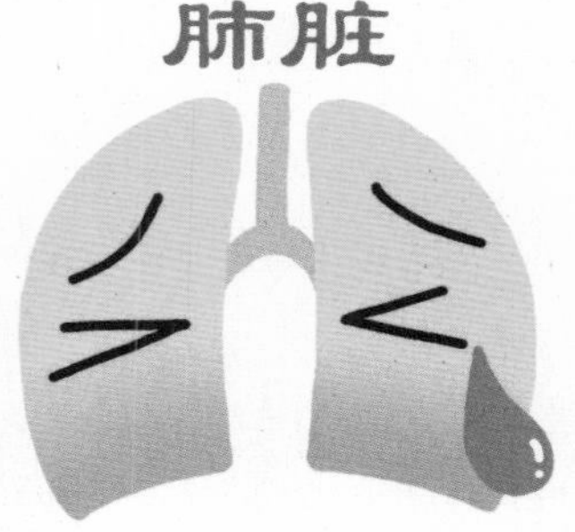

万一孩子出现脊柱侧弯，可以矫正吗？可以的。通过针灸或按摩放松异常紧绷的背部肌肉，对脊柱侧弯会有一定的改善。我曾经在临床上处理过S形的脊柱，本来这位患者是准备去开刀的，但是针灸后原本隆起的单侧背肌恢复正常，连带腰酸背痛也一起得到改善，可谓一举两得。

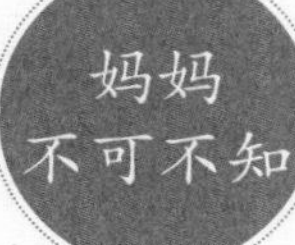

改善脊柱侧弯的穴位按摩

穴　　位： 后溪

穴位寻找： 仰掌握拳，在小指尺侧，第五掌指关节后方凹陷处。

功　　效： 脊柱即督脉所过之处，后溪穴和人体督脉相通，多按摩此穴，有助督脉的疏通，能预防及改善孩子的脊柱侧弯问题。

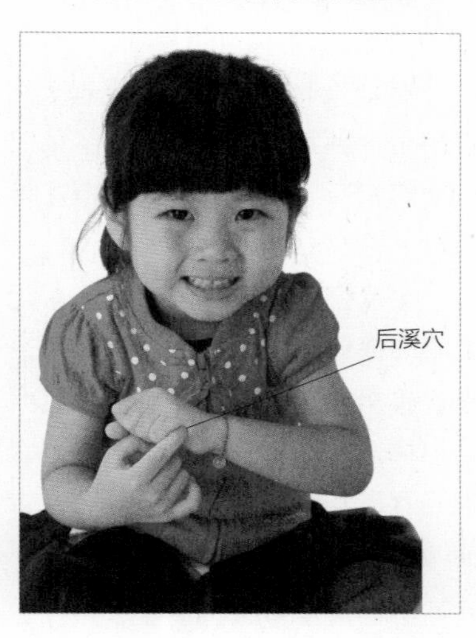

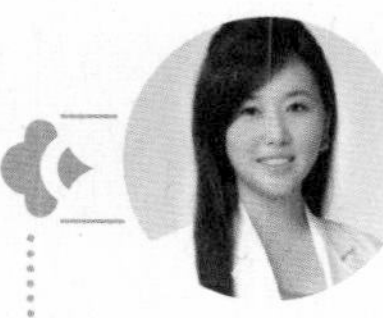

中医妈妈的小叮嘱

有些家长会问："饮食方面多补充钙质，对脊柱有帮助吗？"正确运动要比饮食更有效，例如，游泳就是很好的康复运动，因为游泳可以让背部与腰部的肌肉气血循环得到改善。

惊醒失眠

宝宝好不容易被哄睡了，没一会儿又醒了，一整夜睡睡醒醒，真把妈妈给累翻了！若碰到深夜嚎哭，必须被抱着才能入眠，更是让妈妈崩溃。

耐心加毅力，训练宝宝一觉到天亮

穿别人的旧衣、内衣反过来洗、手脚用束带绑紧都尝试了，宝宝依旧像个“磨娘精”，不易入睡，难道父母真的无计可施？

要让宝宝一夜好眠，首先要记得晚上睡觉前让宝宝吃饱，以确保宝宝不会半夜要奶喝，不过这需要一段过渡时期的训练，此过程中即便宝宝啼哭，父母也要意志坚定，不能轻易妥协，否则会前功尽弃。因为在育儿过程中，妈妈的睡眠质量很重要，气足、心情好，乳汁才会多哦！

家长常碰到小宝宝半夜在睡梦中突然尖叫惊醒，甚至大哭，这时候可以做穴位按摩，帮助宝宝安定心神，确保能够一夜好眠。时常睡不好的人可多吃坚果类食物，如核桃仁、杏仁、腰果仁、葵花子，可有助于补充B族维生素，且“以仁入心”，具有补肾、宁心、安神的作用。

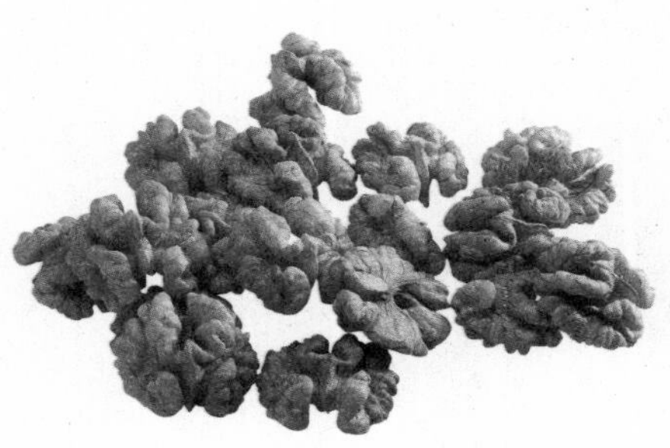

按摩穴位可好好入眠

如果失眠是因为吃得太多造成胀气，甚至胃酸反流，胸部有灼热感，这种情形按摩内关穴效果会大于神门穴。例如，小朋友可能因为吃太多零食而产生食积问题，以致半夜容易惊醒、哭闹，按摩内关会有帮助。此外，内关穴还可以预防晕车、晕船，对容易晕车、呕吐的小朋友，家长可常按此穴改善。

假如是心理因素影响睡眠，则神门穴效果好于内关穴。所以，在中医治疗中，即使是失眠，也要分清楚背后的原因，针对造成的因素去改善，才会快速起效，甚至影响睡眠的问题解决了，也不需要再靠药物，便能好好入眠。

睡前听音乐、按摩，有助于宝宝入睡

有的宝宝只要妈妈一离开就醒了，比较缺乏安全感，没办法自己睡，该怎么办？

孩子睡觉前最好有安抚仪式。听一听音乐，或按摩婴儿背部（督脉以及膀胱经所过之处），都有安抚作用，第五胸椎棘突下为神道穴（主惊悸），第五胸椎棘突下旁开 1.5 寸为心俞穴（主惊悸、癫狂、盗汗）、旁开 3 寸为神堂穴。

饮食也会影响睡眠

任何年龄都会有睡眠方面的问题，原因除了常见的压力因素之外，也和饮食有密切关系。《内经》说过："胃不和则卧不安。"喜欢吃烧、烤、辣、炸等刺激、油腻性食物，容易影响消化，自然会影响睡眠；午后喝太多咖啡或茶，会刺激交感神经，使其兴奋，也会造成晚上睡不好。

睡眠问题，中医统归为"不寐"

中医将"不寐"分为虚证与实证。虚证多为心脾血虚、肝肾阴虚，常见于久病体虚者；实证原因多为肠胃食积，或情绪因素造成的肝气郁结。治疗方向分为四大类：补心脾气血、滋肾阴、改善食积、疏肝理气。

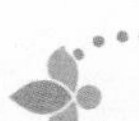

治疗孩子"不寐"需分证型

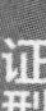 证型	心脾血虚型 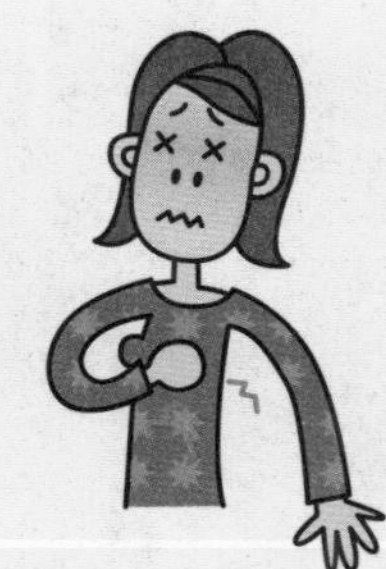	肝肾阴虚型 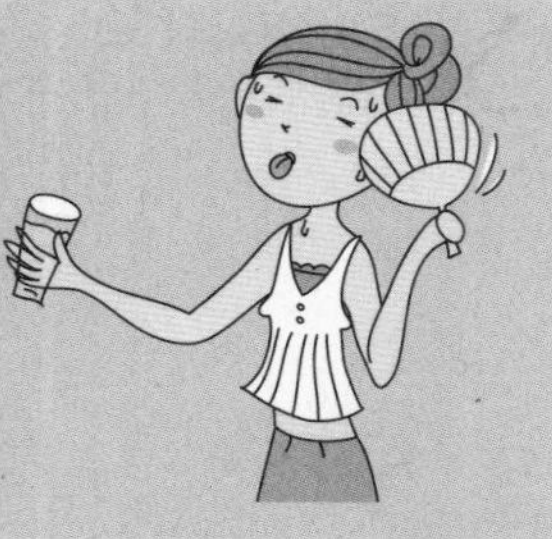
症状	面色苍白，口唇无华，容易心悸，易健忘，多梦或浅眠，脉象多细数，舌色淡红。治疗时采用补心脾气血之法，用"归脾汤"或"养心汤"加减。	可见热象明显，例如口渴、咽干、午后发热，偶尔会有眩晕、腰酸、视力减退的情形，这类孩子不易入睡而且容易醒。治疗应予以滋阴养血之法，可用"知柏地黄丸"加减，既滋阴清热又使心肾相交，帮助入眠。

证型	肠胃食积型 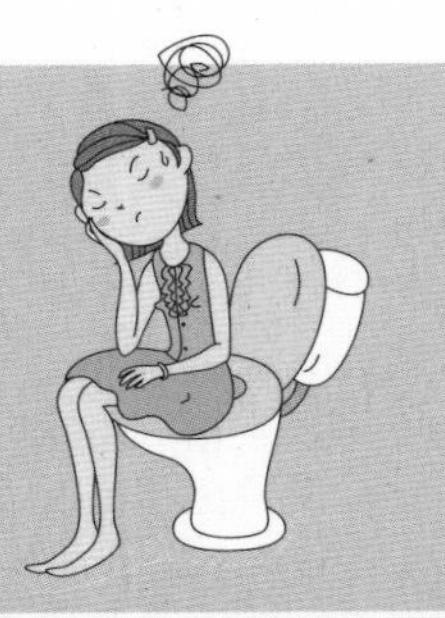	肝气郁结型 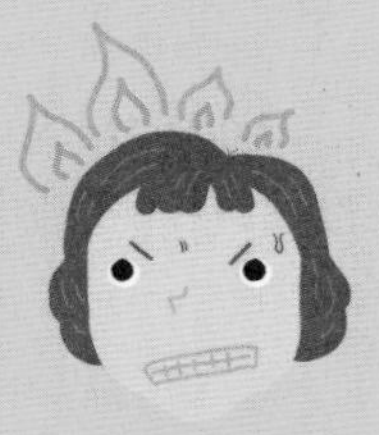
症状	多见于喜食肉类或消化不好的小朋友。这类的孩子晚上容易哭闹，脘腹不舒、胀闷，以及有口臭、排便不顺等问题，有时会腹泻，舌象多暗红伴有苔腻。治疗以舒畅气机、导其积滞为主，可用“加味平胃散”加减。	多见于肝气不顺的小孩，容易发脾气、哭闹，没有安全感，偶尔会有胸闷、吐酸、腹胀感，舌象多见暗红，脉弦。治疗应疏肝理气，可用“柴胡疏肝汤”合“甘麦大枣汤”加减。

妈妈不可不知　解除失眠的穴位按摩

穴　　位： 内关

穴位寻找： 前臂内侧腕横纹往上三根横指的距离，位于两条筋的中间。

功　　效： 内关穴属于手厥阴心包经，可帮助安神入眠，也可止晕、止吐，改善胸闷不舒服等。

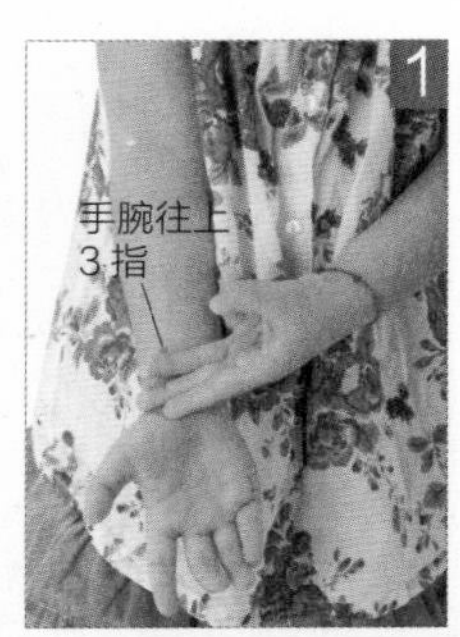

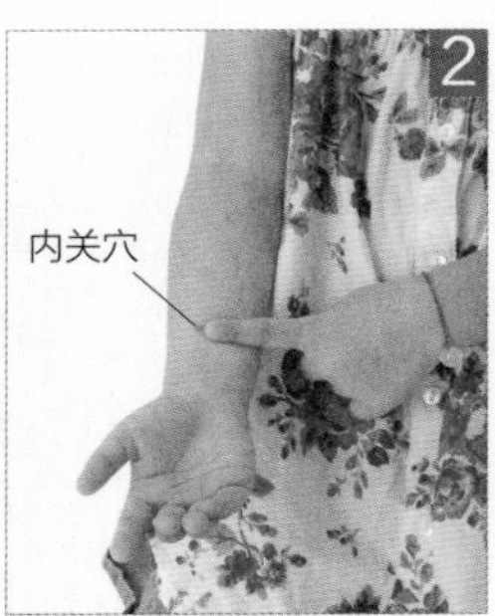

穴　　位： 神门

穴位寻找： 小指直下，手腕横纹凹陷处。

功　　效： 神门是手少阴心经穴位，可治心神不安、怔忡不宁、夜卧难安。对于失眠、紧张烦躁、惊悸等，按压此穴有很好的效果。

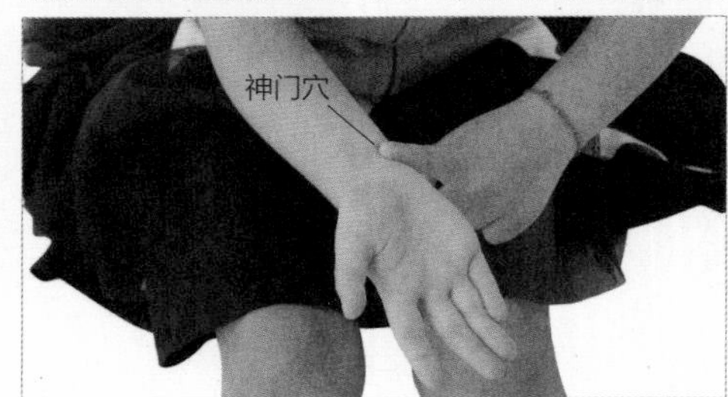

妈妈必学 改善失眠的茶饮、药膳

消食健脾茶

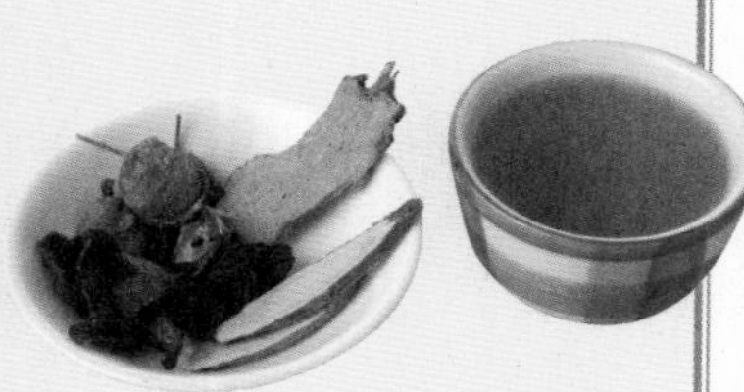

食材： 山楂 9g，白术 9g，乌梅 5 枚，陈皮 6g，甘草 5 片，加 700mL 水煮 15 分钟，加适量麦芽糖。

功效： 宽肠理气，开胃健脾，适于小孩常见的因消化差、腹胀所造成的失眠问题。

适合年龄： 2 岁以上。

龙眼安神粥

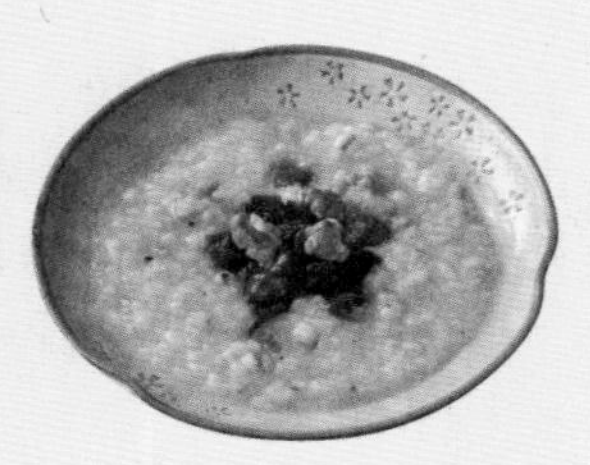

食材： 龙眼肉 5g，薏米 9g，核桃仁 5g，加适量白米煮粥食用。

功效： 补血、安神、养心，适合夜间多梦、易醒、睡卧不安的孩子。

适合年龄： 1 岁以上。

山药百合宁心粥

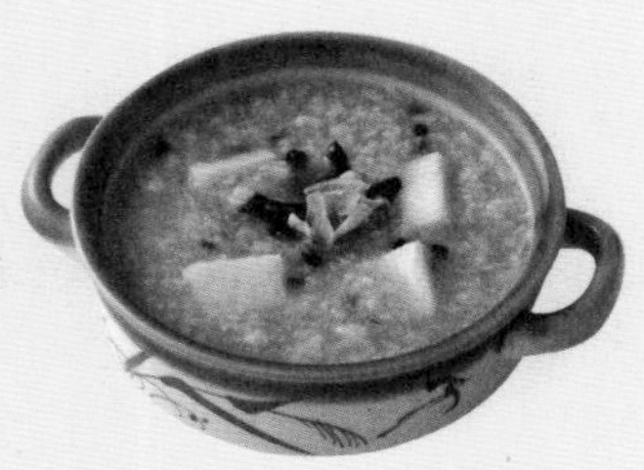

食材： 山药 9g，百合 9g，酸枣仁 5g，陈皮 3 片，甘草 5 片，加适量白米煮粥食用。

功效： 理气解郁、宁心安神，适合容易生气、烦恼而难眠者。

适合年龄： 1 岁以上。

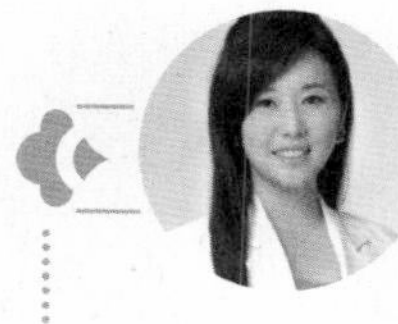

中医妈妈的小叮嘱

要睡得好，必须注意生活及饮食，建议睡前避免激烈运动，以免过于刺激交感神经。晚间 9 点以后不要进食，而且晚餐要避免摄入过于油腻的食物。所谓“胃不和则卧不安”，只有肠胃消化机能正常，才能保障好的睡眠质量。

其他

麦粒肿

麦粒肿，俗称“针眼”，是因眼睑（眼皮）的皮脂腺堵塞，并被细菌感染引起的。有的小孩因体质的关系，会经常复发。

处置不当惹麻烦

麦粒肿是小朋友常见的问题，麦粒肿发炎期红肿明显时，建议用热敷方式，帮助组织液的吸收，以缩短红肿时间。若使用冰敷的方式，虽然能暂时止痛，但会让血管收缩，不利于消肿。此外，若有化脓，不建议自行挤出，因为对于抵抗力差的病人，这样容易造成二次感染，让病情加重，造成感染蔓延。

麦粒肿如何热敷才正确？

麦粒肿通常是眼睛睫毛四周分泌油脂的皮脂腺阻塞，并遭细菌感染造成皮脂腺发炎、肿胀。热敷时先将干净的毛巾浸在水温约 36℃热水中温热。要闭

妈妈必学 改善麦粒肿的茶饮

止痛消肿茶

药材： 紫花地丁、金银花各 18g，夏枯草、生甘草各 6g。

做法： 将以上药材加入 1000mL 的水浸泡 15 分钟，直接大火煮开后，转小火煮 10 分钟即可。

功效： 消肿止痛，适用于麦粒肿红肿热痛时。

适合年龄： 1 岁以上；3 岁以下减半 。

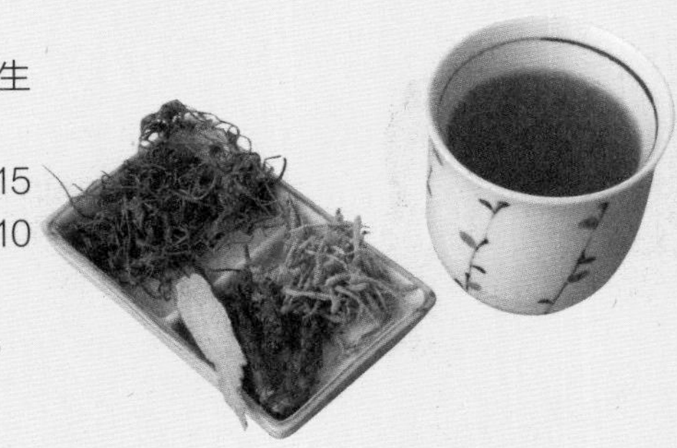

着眼睛热敷，每天 4 次，每次 15 分钟，促进血管扩张，有助于消肿。另外，要多喝水，保证睡眠充足，多摄取新鲜蔬果，务必停止吃油炸类食物、巧克力、甜食等。

感染期的饮食禁忌

如果正处于麦粒肿感染期，建议不要食用发物，如带壳海鲜、羊肉、鸭肉、鹅肉、花生、芒果、茄子、猪耳朵或猪皮、巧克力，以及辛辣刺激的调味料，如咖喱、胡椒、辣椒等，以免发炎的情形加重。饮食尽量以清淡为主，可多吃些绿豆、薏米、冬瓜、西瓜等，有助于清热消肿。

多数的麦粒肿属于“血热”，稍加清热凉血的中药，便能改善红肿疼痛。但也有少数病人属于反复感染，或者病程拖较久，此时治疗方向不能只强调清热凉血，要适时加些补气药，如黄芪、党参，因为气不足容易反复感染，一旦感染容易久病不愈，也不能一味吃绿豆、西瓜等清凉的食物，如此反不利疾病的恢复。所以同样的疾病在不同人的身上治疗方法会有很大的差异，辨证用药是很重要的。

治疗孩子麦粒肿要适时加补气药

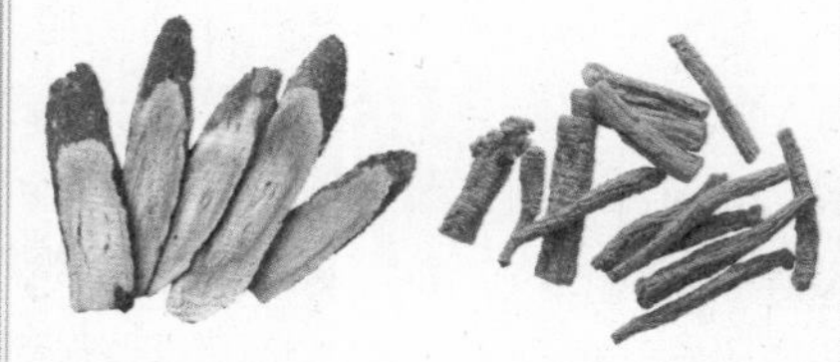

●麦粒肿的治疗不能只强调清热凉血，对于反复感染者要适时加些补气药，如黄芪、党参。

清热排脓饮

药材：金银花 9g，蒲公英 12g，野菊花 12g，生黄芪、板蓝根、生甘草各 9g。

做法：将以上药材加入 1000mL 的水浸泡 15 分钟，直接大火煮开后，转小火煮 15 分钟即可。

功效：排脓消肿，适用于麦粒肿已化脓时。

适合年龄：1 岁以上；3 岁以下减半 。

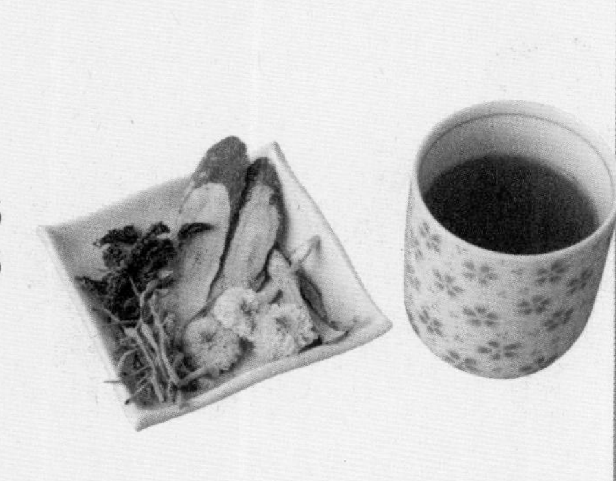

其他

肠病毒

肠病毒是经由接触飞沫或吃进被含有病毒之粪便所污染的食物而传染。玩具常成为幼儿间传染的媒介。传染性始于发病的前几天，此时在喉咙与粪便中就有病毒存在，而肠道的病毒排出时间可以持续数周之久。

古方今用效果好

肠病毒感染是对幼童健康的一大威胁，每隔几年就会来次大流行。中医在治疗肠病毒感染方面，有些医师认为可用清热解毒之法，在用药中可选用“普济消毒饮”的加减方。普济消毒饮属于清热泻火剂，其组成包括：黄芩、黄连、连翘、板蓝根、升麻、人参、鼠黏子、僵蚕、柴胡、桔梗、玄参、马勃、甘草、陈皮。以此方作为加减，对于热毒导致的发疹、发烧，或咽喉溃疡、肿痛都很有帮助。该方在古代就以治疗传染病为主，在现今的研究中，也发现其对于缩短肠病毒感染时间有明显帮助。

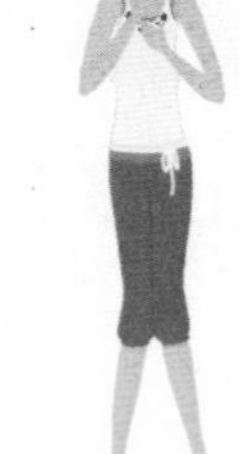

实际临床治疗还要依小孩出现的证型做不同的用药变化。因为自小就体弱的小孩或常常使用抗生素的小孩体质都会比较虚寒，这时便不一定适合清热解毒的药物，过用会伤到脾胃的阳气，所以用药真的是一门学问，重点便是要因人而异。

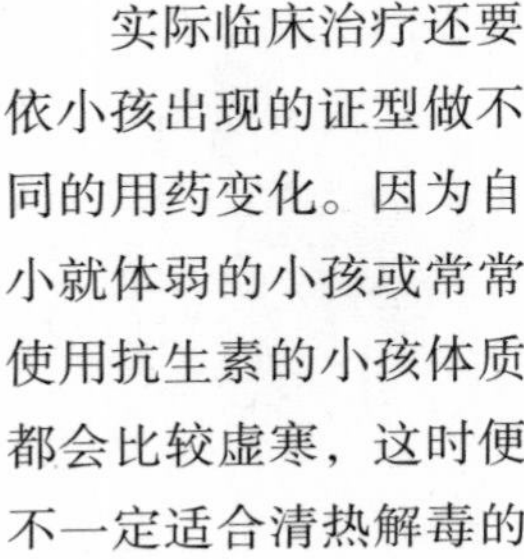

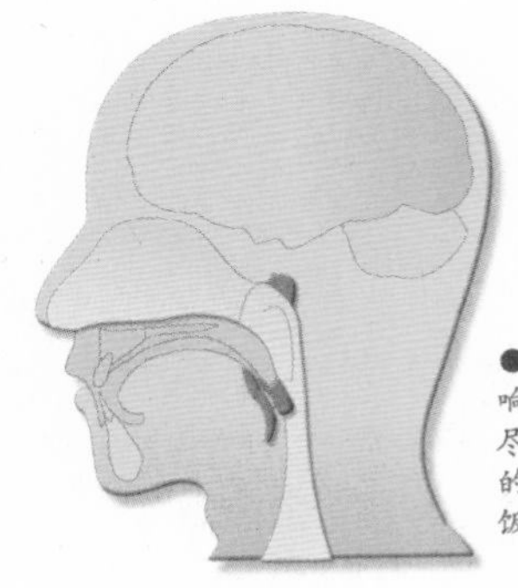

●咽喉溃疡疼痛会影响孩子的食欲，所以尽量给予清淡、润滑的液体状食物，如稀饭就是很好的选择。

传染病会因个人不同的体质而出现症状轻重不一的现象，这时用药的加减就很重要，所以建议若出现不适的症状应尽早就医，经过中医辨证后用药为宜。

此外，中医认为米粥有“保脾胃之气”的功效，对于身体的恢复有帮助。

在肠病毒感染初期，可以喝些绿豆水。绿豆加水煮开后，不要煮到皮烂，等绿豆一变软便熄火，放微凉后时时饮用。

其他

中暑·流鼻血

炎炎夏日，温度上升，此时身体会通过增加排汗及呼吸次数散热。不过，若环境温度过高，体温急升，体内缺水，就容易中暑。小孩容易流鼻血，上火食物要少吃。

刮痧可行·少吃上火食物

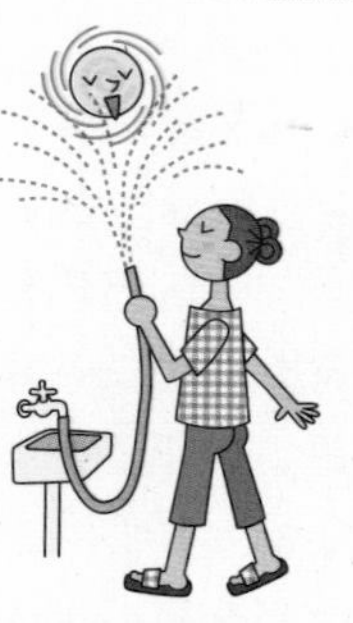

中暑可分阳暑、阴暑。在外面晒太阳造成的中暑属于“阳暑”；在室内长时间吹冷气，则可能造成“阴暑”。中医对这两种中暑会有不一样的用药，而两者都可以借助刮痧帮助改善。进行刮痧时要掌握几个原则：①不要来回刮,②由上往下刮,③由内往外刮,④顺着肌肉的纹理刮。刮痧时可使用刮痧板，进行前最好用点按摩油，以免刮伤皮肤，当皮肤颜色改变时即可停止。小朋友大约上幼儿园之后才可以接受刮痧，太小的幼儿不建议刮痧。

如果伴有头痛，可从太阳穴经风池穴刮到肩井穴。若懂得一些经络，也可以顺着经络刮，例如手阳明大肠经，可以从脖子由上往下顺着手臂外侧刮，经手肘一直刮到食指外侧端。

除了刮痧，拔罐、放血对中暑的治疗也都有帮助，但是必须由有经验的中医师进行，千万不可自行处理。

小朋友流鼻血多因上火造成，贪玩熬夜、吃太多燥热食物都可能增加流鼻血的概率。这时候只要引火下行即可，建议妈妈在小朋友流鼻血时，除了用卫生纸止血外，可以准备大蒜末，敷在脚底心的“涌泉穴”，贴 3 ~ 4 小时，若皮肤较敏感则贴 1 ~ 2 小时便可，此法除了可达到止血功效外，也可以降低以后流鼻血的概率。

特别容易流鼻血的孩子，饮食方面要尽量少吃上火食物，如油炸、烧烤类食物，以及辣椒、胡椒等。大多数这类体质的小朋友，随着年龄增长，流鼻血的概率自然会逐渐降低。

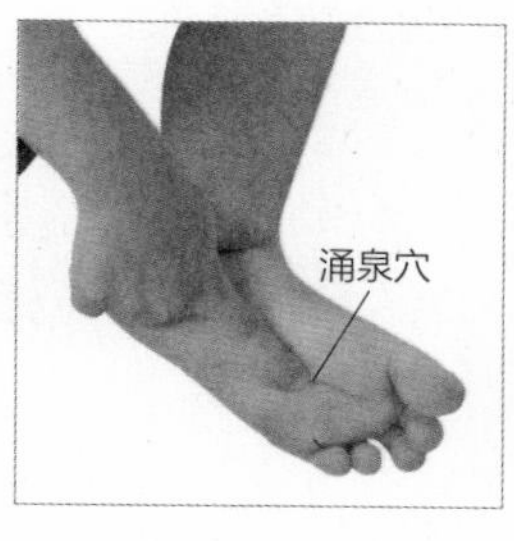

特别收录

初经来潮

由于饮食、生活习惯改变，初经提早的现象越来越普遍，提早发育代表肾火过旺，中医可给予滋阴泻火的药，但不能给太多。此外，生活中要遵循以下几个原则，以避免女孩月经来太早。

做好身心呵护

中医经典《内经·素问》曾这样描述十四五岁的青春期少女："二七而天癸至，任脉通，太冲脉盛，月事以时下，故有子。"这段话说明了少女们初潮来临后的生理变化。不过初潮过早来临并非好事，父母该如何预防呢?

1. 保证睡眠：早睡、睡眠充足，而且不要开灯睡觉。

2. 避免过食含激素类食物：例如肉类、动物内脏等食物有可能被施打生长激素，所以不可过量摄取。

3. 从植物性食物中摄取钙：建议家长让孩子从植物性食物中摄取钙，例如多吃豆腐、芝麻，都能够增加钙的摄取量。

4. 油炸食物要避免：过食油炸食物会让人提早衰老，对小朋友而言，多吃会使身体早熟。

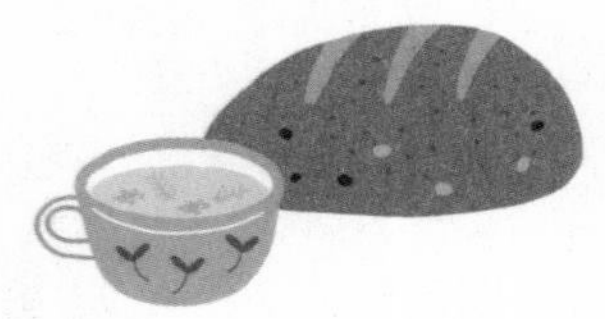

5. 多吃抗氧化食物：蔬菜、水果、坚果类，以及一些植物油（如橄榄油、亚麻仁籽油等），都具有抗氧化效果，并且能预防心血管疾病。

临床上常见许多女孩抱怨月经来之前会胸胀、头痛，心情也较烦闷，这些其实和肝经脱不了关系。肝经的循行是从足大拇指沿着小腿内侧、大腿内侧经过阴部往小腹上走，夹胃属肝络胆，上贯膈，布胁肋（经过胸胁两侧），循喉咙之后，连目系到头部。肝主疏泄，若

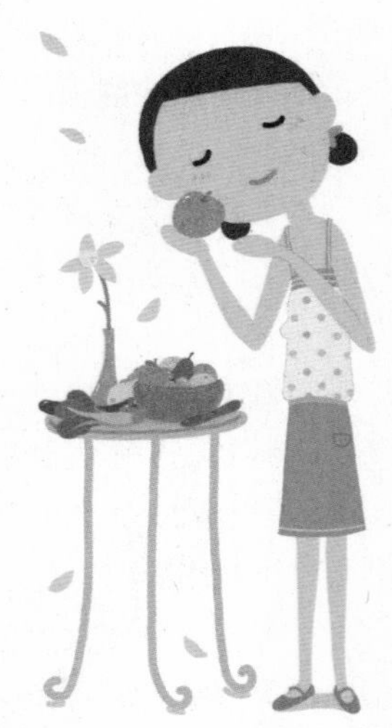

是心情上的郁闷无法通过适当的方式疏泄，很容易影响肝经的畅通，轻者气滞产生闷或痛的感觉，重者血瘀，出现乳房肿块与赘生物。

痛经有缘由，应对莫慌张

少女在初潮后大概要经历半年至两年的无排卵月经，这时候因为没有排卵，月经不规则，所以通常不会出现严重的痛经。如果产生痛经多属于原发型，或为先天肾气不足、肝气郁结所造成。另外，若孩子喜欢吃生冷和油炸食物，容易造成寒湿凝结、痰浊内阻的体质，或是偏食、节食造成脾胃虚弱，经血不能应时而下，往往会产生痛经。如果这段时间出现严重的痛经问题，应该及时就医检查原因。

缓解痛经的穴位按摩

穴　　位： 太冲

穴位寻找： 位于足大趾与次趾交会处，再往后三根横指的距离。

功　　效： 肝经的原穴“太冲穴”有“快乐穴”之称，能缓解情绪上的郁闷，缓解疼痛不适。用圆头的圆珠笔头往下按压，会有酸胀痛的感觉。以按揉5秒放松3秒的频率，反复按压3～5分钟即可。

穴　　位： 合谷

穴位寻找： 在手背虎口部位，第1、2掌骨间，第2掌骨桡侧的中点处。

功　　效： 缓急止痛。

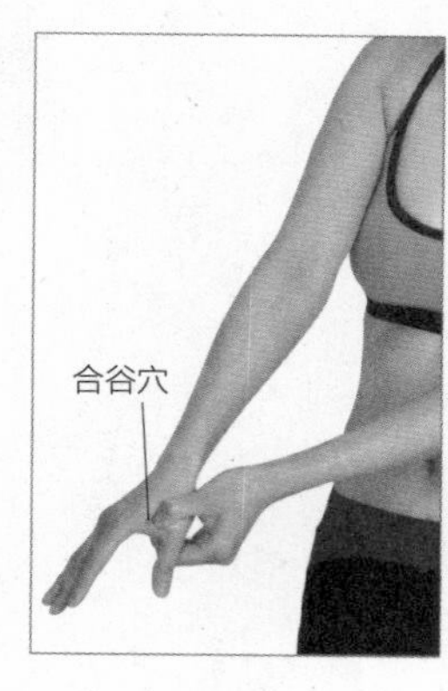

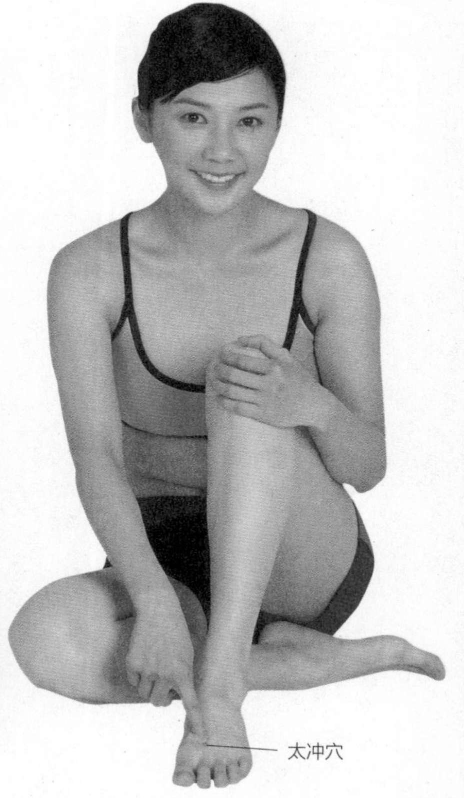

第三章

不藏私！全都告诉你：李思仪医师4大私房育儿法

我有两个身体结实的宝贝，他们从来不过敏，也很少感冒，这一切全仰赖我帮他们从小调配营养合适的饮食，以及利用中药材协助调整体质。到底孩子从出生开始该吃些什么辅食？父母最担心孩子夜晚哭啼，又该如何实行超简单的每日保健捏脊按摩法，达到安定心神的作用？在本章节中，我将介绍我的4大私房育儿妙招：专属小宝贝的捏脊疗法、营养辅食与中药甜点、专属洗澡小技巧、按摩食疗增乳汁。在这里我要不藏私地完整传授。本章节最后也特别传授刚生产完的妈妈们，如何按摩乳房，帮助分泌乳汁，用母乳一路喂养宝宝，成为宝宝出生后最完整的保护，这对于妈妈预防乳腺炎也有直接的帮助。希望通过我的独门育儿法，真正让父母安心育儿，让孩子健康开心地成长！

让宝宝身体结实！李医师的私房辅食大公开

宝宝出生 4 ～ 6 个月，就可以开始吃辅食，在适应辅食的过程中，妈妈该如何选择既营养又能够让宝宝接受的辅食？要如何准备？而喂食中需要掌握哪些技巧和原则，让宝宝能够吃得既营养又健康？

辅食均衡简单，符合宝宝需求

由于喂母乳的关系，所以我选择在孩子出生满 6 个月大时开始给他吃辅食，最初从五谷、根茎类开始，将稀饭打成泥，之后再慢慢增加萝卜泥、南瓜泥，或地瓜泥、马铃薯泥等等，每周一到两种先试试看，每一样都能接受之后，再加在一起喂食。

老二开始吃辅食时添加了米精，将米精加在牛奶中，不过是选择每天晚上睡前那一餐，这样可以让孩子有饱腹感，能一觉到天亮，而白天还是一样吃稀饭。

出生 8 个月，适量添加小鱼、大骨汤

出生满 8 个月开始加一些小鱼，或再大一点时，选择加入不太油腻的猪肋骨一起煮汤。老一辈特别喜欢熬大骨汤给小朋友吃，站在中医的观点看，这类属于较油腻的食物，并不太建议在一开始吃辅食时就喂食，最好等大一点再尝试，而且不要天天吃，因为太过油腻的食物，很容易导致小朋友消化不良而胀气不舒服，在晚上睡觉时啼哭而睡不安稳。

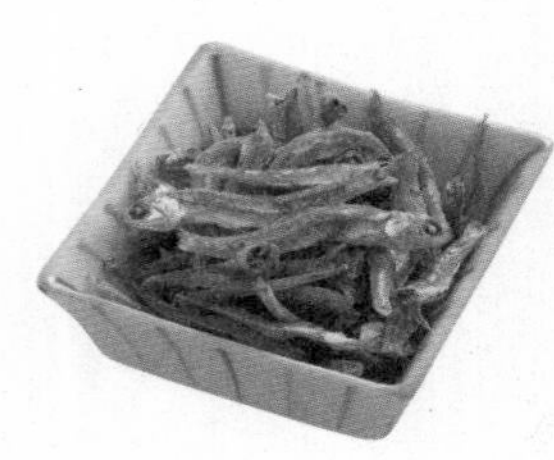

很多家长觉得大骨有丰富的钙质，不过它的油脂也很多，建议可以在煮好后先去其浮油，然后用来炖蔬菜汤（卷心菜、胡萝卜、芹菜、少量洋葱），可选择加些番茄、马铃薯、南瓜。妈妈其实也可以加入磨细的芝麻以取代大骨汤，也是可以补充钙质的。另外，豆腐也是高钙食物，所以钙质其实可以从多方面摄取。

豆浆可补充优质蛋白质及钙质

在孩子满 8 个月时，我开始让他每天早上喝点豆浆，因为豆浆含大量优质蛋白质和钙质，对孩子的生长有很好的帮助。此外，我每星期也会给孩子吃一至两次的米麸。等孩子 1 岁以后，则开始将蔬菜汤和稀饭一起煮食。

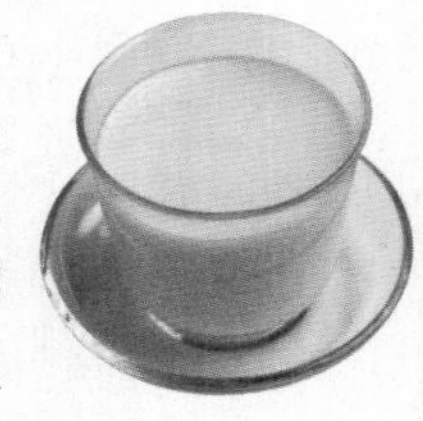

支气管敏感？可选择味甘性温的羊奶

食物都有它特有的“脾气”，例如羊奶味甘性温，对支气管特别敏感的孩子来说，羊奶要比牛奶来得好。主要是羊奶为温性，牛奶为微寒性，对于体质虚寒的孩子，温性食材会比微寒性食材更为适合。在营养方面两者差异不大，但是性味是有差别的，就像水果，同样富含维生素，但是西瓜就比较寒，肠胃不好的人必须节制。五谷、根茎类属平性温和的食物不会偏凉，是宝宝辅食的很好选择。

水果可以晚一点给

尝试过五谷、根茎类、豆类之后，再开始给宝宝吃水果，因为一开始就让宝宝习惯了甜味、重口味的食物，很可能降低对五谷、根茎类的接受度。喂食水果建议在餐后，才不会影响正餐的摄取量。

刚开始可以做成果泥，包括苹果泥、香蕉泥，或将葡萄打成汁，每次尝试一种，再慢慢增加。选择时最好了解水果的性味，例如香蕉较寒，对正在咳嗽的孩子就不适合，而苹果、番石榴等平性的水果更适合。另外，酸味偏重的水果多属于凉性，若小宝宝容易流鼻涕或腹泻，这一类水果要减少食用。

婴儿在开始尝试水果时，首先应少量喂食，测试小宝宝是否会过敏。其次要看其体质，如果便秘严重，就不要一直给热性的水果，例如樱桃、龙眼、荔枝等；若是容易腹泻或肚子胀气，就尽量少吃凉性水果，如西瓜、梨、猕猴桃、西红柿、火龙果等。

宝宝食欲差？给点酸甜食物助开胃

食欲不太好的宝宝，可给他带点酸甜口感的食物，例如将乌梅加入烹调的食物中，乌梅能促进消化液的分泌，健脾开胃。如果宝宝同时有胀气的问题，建议将米饭和切碎的乌梅一起干煎成脆

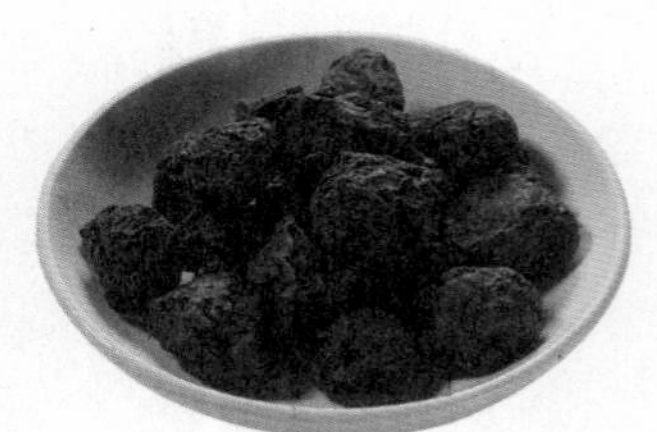

●乌梅酸酸甜甜的，可以有效引发宝宝食欲，是妈妈入菜的好选择哦！

脆的饼（不可加油），就像锅巴一样，可开胃消食。

山楂、甘草、乌梅煮成茶饮，提高食欲助消化

妈妈也可以取适量山楂、甘草、乌梅一起煮，再加点黑糖，1岁以后的孩子如果食欲不好，可以每星期吃一次，以帮助消化，并提高食欲。山楂酸甘咸温，具健脾、消食、化痰等效果。

不爱喝这类茶饮的宝宝，如果已吃过五谷、根茎类、蔬菜、水果等辅食，妈妈可采用其他料理帮助孩子提高食欲。例如用少许鸡肉或猪肉，加山楂一起煮，山楂可使肉更容易炖烂，并且能去油腻、助消化。在哺乳期的妈妈，不建议喝山楂茶，以免影响乳汁量。

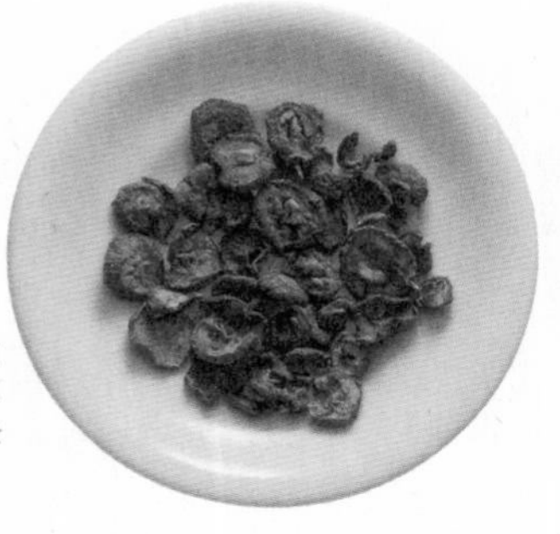

●1岁以后的孩子，如果食欲不佳，可以放山楂入菜帮助消化。

宝宝辅食的添加原则

●尽量简单，不要太复杂，一次换一种食物，没有问题再换一种。

●食物不要太油腻，以免增加宝宝肠胃负担。

●不要担心宝宝没吃饱而拼命喂，否则会让肠胃无法承受而引起腹胀、腹痛。

●刚开始接触辅食的宝宝因为咀嚼能力未成熟，可能吃一口就吐半口，这是正常现象，妈妈千万别气馁，要有耐心帮宝宝度过这段训练期。

●刚开始可在辅食中加些牛奶或羊奶，让辅食中有宝宝熟悉的味道，以免宝宝一时无法适应。

●不用人工调味剂，尽量以食材中的天然甜味、咸味和鲜味来提味。

●避免每天吃同一种食物，试想若让我们每天都吃一样的食物，多好吃的东西也会有吃腻的一天。

●钙质的补充不须全依靠大骨汤，喝豆浆一样能得到足够的钙。

●一次做一星期的量，再做分装放冷冻，每次取一包以电饭锅加热再喂食，不需天天做，特别是职业女性，可以利用假日一次做足。所以尽可能不购买罐头食品，因为从新鲜食材中可有效充分地获得维生素。

●做成冰砖的辅食，最好在一星期内吃完以确保新鲜，这样才能吃到食物最鲜甜的滋味。

稳定情绪，也有助于提升食欲

有种类型的消化不良，是由于紧张、易怒等情绪影响肠胃，使胃肠蠕动功能低下，从而造成消化不良。此时中医会选用“疏肝解郁”的药物来帮助稳定情绪。多在户外运动也有助于情绪放松。

营养多多！小孩喜爱的健康果冻

炎热的夏天，如何准备天然、健康、宝宝喜爱的甜点？建议妈妈可自己动手制作，做出简单美味的天然果冻。

银耳果冻

食材： 准备一碗干银耳，9 ~ 15 颗去籽红枣，适量琼脂，水量约1500mL，少许黑糖。

做法： 1. 红枣洗净置旁。

2. 银耳先泡发变软后，和去籽红枣一起倒入搅拌机中加水打碎。

3. 再放入电饭锅煮 30 ~ 40 分钟。

4. 趁热加入琼脂和黑糖再煮5分钟。

5. 倒入模型中放凉后置入冰箱冷藏，凝固后便成果冻。

功效： 银耳含有丰富的水溶性纤维，对孩子的便秘有很好的改善效果。红枣味甘性温，入脾、胃、心经，可促进食欲，健胃，助消化，补气养脾，生津益血，调和诸药。主治气血津液不足，脾胃虚弱，久泻久痢，虚汗，烦躁不眠。新鲜的红枣含有蛋白质、脂肪、糖类、有机酸、维生素 A、维生素 C 及钙等多种丰富的营养成分。

也可以将当季的水果切成小丁，再将银耳果冻切丁，放入盘中，即成营养美味的甜点，小孩子都会很喜爱呢！

莲藕蔗汁果冻

材料： 甘蔗汁 250mL，莲藕 300g，琼脂一包，水 1000mL。

做法： 1. 莲藕切片和水一起下锅，以慢火熬煮半小时，捞去莲藕。

2. 趁热加入琼脂和甘蔗汁，再煮 5 分钟。

3. 倒入模型中放凉后再置入冰箱冷藏。

4. 要食用时，切成细丁状即可。

功效： 甘蔗汁中含天门冬氨酸等多种氨基酸，同时能健脾和胃；莲藕含丰富的

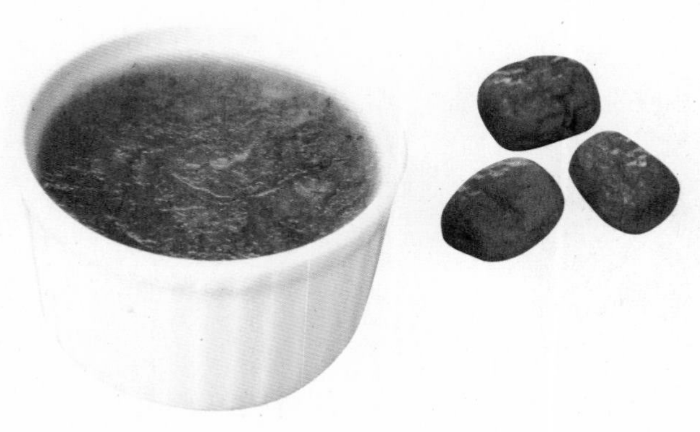

维生素 C 及铁，有补血、助眠、清凉退火、凉血散瘀等功效。

藕粉又兼具安神入眠的功效，如果小孩容易啼哭不休，夜里不能安稳入睡，建议将琼脂去掉，直接将生甘蔗汁倒入热的莲藕汤中，除了好吃又有营养外，还能兼顾小孩的睡眠。

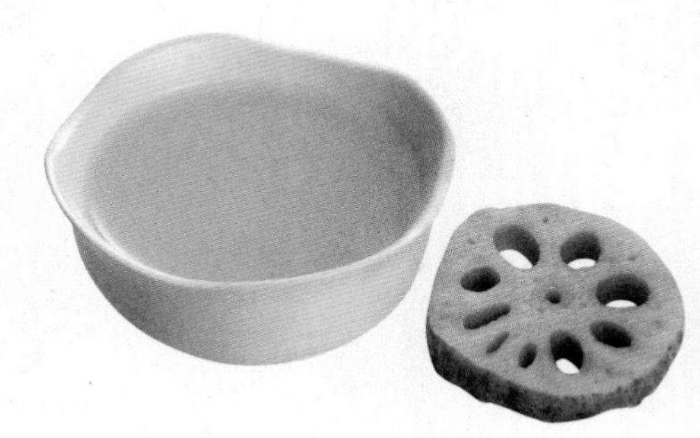

善用天然甜味，黄精做甜汤

制作辅食不一定要加糖，有些天然食材本身就有甜味。例如甜汤中加点黄精，可不必另外加糖，对孩子而言不但美味，而且营养丰富。有糖尿病的老人、想瘦身的女性也很适合用黄精取代糖。

建议妈妈可取黄精 9 ~ 12g、红枣 9 颗或黑枣 9 颗，煮成汤，就是一道天然健康又美味的甜汤。黄精味甘性平，具补中益气、安五脏、益脾胃、润心肺、填精髓、助筋骨之效。

按年龄添加辅食种类

● 4 个月以上：以原味米粉、米精为优，6 个月以上便可加入少量麦粉。

● 6 个月以上：蒸煮根茎类蔬菜泥，如胡萝卜、马铃薯、地瓜；新鲜水果泥，如苹果、香蕉、木瓜，但菠萝、芒果、猕猴桃容易引起皮肤过敏，不建议太早食用。如果小宝贝本身已经有过敏性皮肤问题，则要避免食用。

● 9 个月以上：可添加豆浆、五谷奶为米粉或麦粉调味 。

● 1 岁以上：可食用肉类、大骨汤、蛋黄、全脂鲜奶。

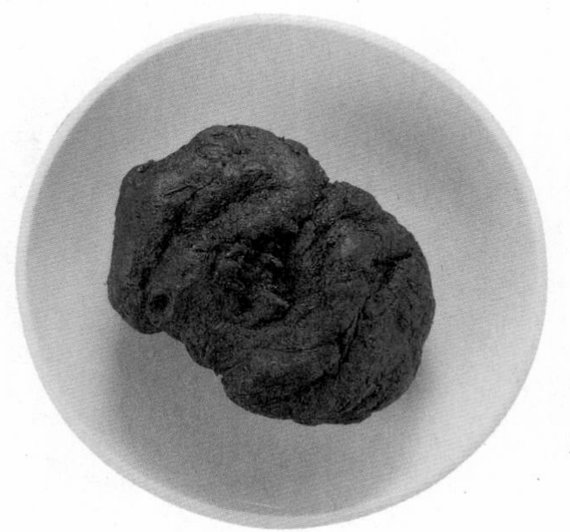

●黄精本身就有甜味，而且营养丰富，适合作为宝宝辅食的调味品。

专属小宝贝的保健捏脊疗法

妈妈每天帮宝宝洗个舒服的澡，包好尿布，穿上内衣，在还未喝睡前的一餐奶之前，可以先进行捏脊疗法。捏脊疗法不仅简单易行，而且具有很好的保健效果。

捏脊疗法可增加宝贝气血循环

进行捏脊疗法时，首先让宝宝趴着，从尾椎骨开始，沿着脊椎骨两旁由下往上按捏。进行时大拇指在下方，其他四指则在上方，以温和的力道将皮肤提起、放下，再提起、放下，慢慢由下往上进行，自屁股慢慢捏，一直到颈部（两肩正中间）。这样的操作，有助于促进气血循环。

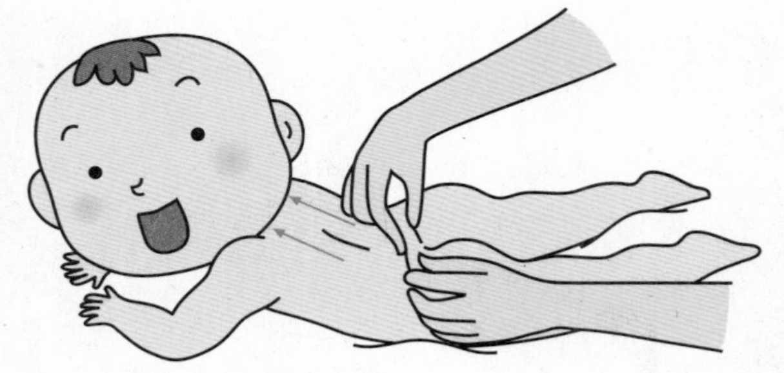

●从尾椎骨开始，沿着脊椎骨两旁开始按捏，捏脊时大拇指在下方，其他四指在上方，以温和的力道将皮肤提起、放下，慢慢由下往上进行，一直到颈部。

捏脊疗法能够按摩到身体的膀胱经，五脏六腑的背俞穴都在膀胱经上，这里有身体脏腑对应到的穴位，例如肺俞、心俞、肝俞、脾俞、胃俞、三焦俞、肾俞等穴。也就是说，肺、心、肝、脾、胃等，都可以通过按摩疏通经络进行调理。

捏脊疗法可安心定神

妈妈如果对许多穴位不是很清楚，从这项捏脊疗法可以很容易掌握脏器对应于背后的穴位位置，在这些穴位做按捏，一样能够改善症状。例如，宝宝特别容易胀气，按捏脾俞、胃俞穴就可以有效改善；宝宝经常睡不安稳，按捏心俞穴（第五胸椎两侧），可达到安定心神的作用，避免半夜惊醒睡不好。婴儿一哭，妈妈常常会抱起来拍拍背，这其实正好拍打到背后的心俞穴，让宝宝得到安抚。

又如，当宝宝呼吸系统不好时，可多按摩后背偏上方脊椎两侧处，肠胃道不好可多按摩中间位置，若是排便不顺，就要在背部偏下方、屁股的上方这个地方多做按摩。

和宝宝共享快乐的洗澡时光，这样做安全又简便！

刚出生的小婴儿身体又小又软，每次要洗澡时，新手妈妈都会心惊肉跳，生怕一个不小心出意外，所以总是显得手忙脚乱。其实，只要掌握正确的技巧和顺序，就能每天轻松愉快地享受为小宝贝洗澡的乐趣哦！

5 个小技巧，让宝贝安心洗澡

帮小宝宝洗澡，可依照以下的顺序及技巧，让妈妈在给宝宝洗澡的过程中更顺利，宝宝也不会发生意外。

1 先不用急于脱宝宝的衣物，妈妈一手环抱宝宝，让宝宝坐在自己的大腿上，另一只手拿浸湿的棉布，先帮宝宝擦脸，再擦耳朵，包括耳朵内外都要擦到。耳朵有许多穴位，多搓揉对宝宝有保健效果。

2 接着抱着宝宝靠近脸盆，用纱布蘸水擦头，因为小婴儿的身体不会很脏，所以只需用清水洗即可，洗头时只需来回擦洗几次就可以了。

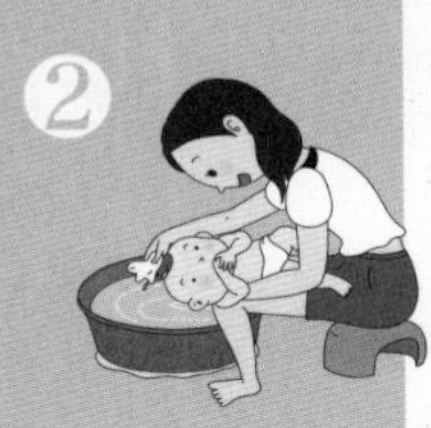

3 先备一杯干净的开水，用干净的布，蘸水帮宝宝清洁口腔，清除嘴巴中的奶垢。

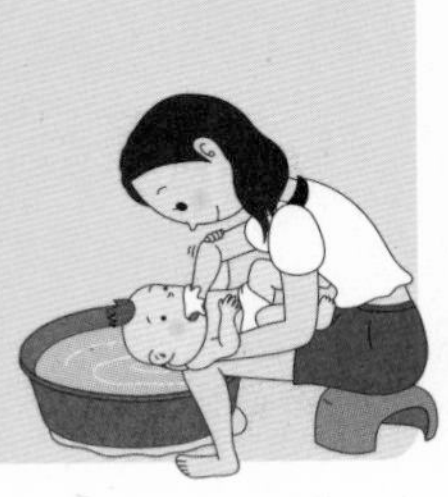

4 最里面的衣服还不急着脱，洗完屁屁、腿脚后，便可以脱去上衣，再洗上半身，包括脖子、腋下等比较容易藏污纳垢的部位都要清洁到，特别是“米其林宝宝”，妈妈必须把一圈一圈的肉拨开，清洗干净，以免造成皮肤积垢，感染发炎。

5 以上步骤都完成后，将宝宝抱起，用干净毛巾擦干就可以穿上衣服了。

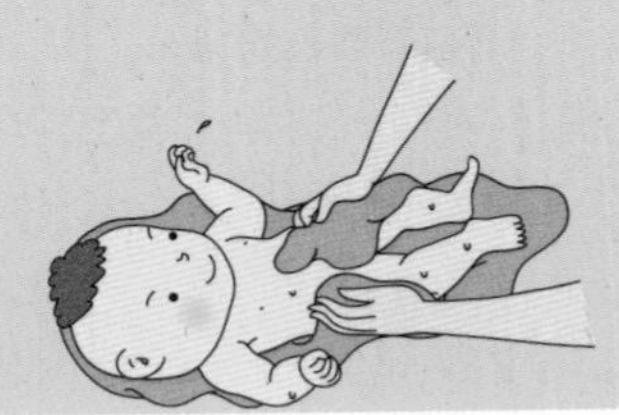

掌握原则，洗个快乐澡

新手妈妈对于宝宝洗澡这件事其实不必太紧张，只需记住几个原则，就能让小宝贝每天都能洗个快乐又舒服的澡。

●记住尚未洗身体前先不要脱衣服，以免着凉。

●在宝宝还不会坐的阶段，最好使用大脸盆，不要在浴缸洗澡。

●婴儿脖子未发育完全，整个洗澡过程中脖子一定要有依靠。

●婴儿洗澡的时间，最好安排在下午或傍晚前还有阳光的时候进行。

●必要时可将电暖器放旁边使用，浴室、房间窗户要关上，以避免受凉。

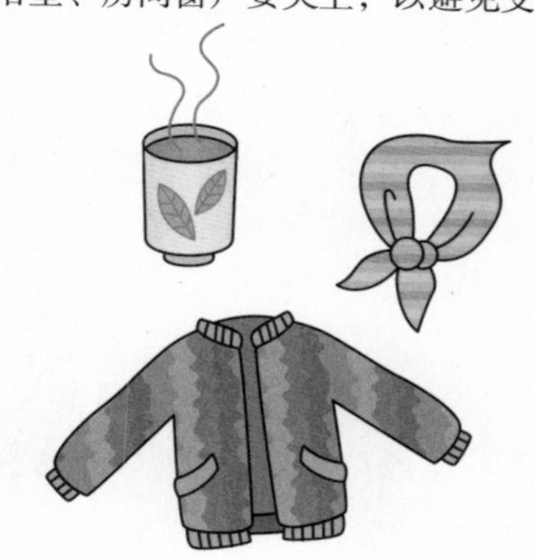

●帮宝宝洗澡时，妈妈最好坐在小板凳上，千万不要蹲着，以免腰酸背痛，尤其月子期间更要注意。

●不要在宝宝刚喝完奶后就立刻帮他洗澡，不然很容易吐奶，而且对肠胃消化也不好，增加发生胀气的概率。

有些妈妈会特意为宝宝选择专用沐浴用品，一般婴儿身体不会太脏，在未到爬的阶段，其实不一定需要用沐浴产品。如果要使用酵素或婴儿专用沐浴乳，最好在第一次使用后观察宝宝是否有皮肤泛红等过敏现象，如果有，就应该停止使用。

此外，宝宝衣服必须和大人的分开单独洗，以免宝宝接触到衣物上残留的清洁剂而造成皮肤过敏，建议洗澡后用清水搓揉即可。

宝宝穿旧衣比较好带，真的吗？

常听长辈说婴儿要穿二手衣比较好带，其实以现在医学的观点看，是有一定道理的。因为别人穿过的衣服经过多次清洗，新衣服残留的荧光剂或化学添加剂基本被洗掉，宝宝穿这些旧衣服，可降低衣服上的化学残留物造成的皮肤过敏和哮喘的概率。

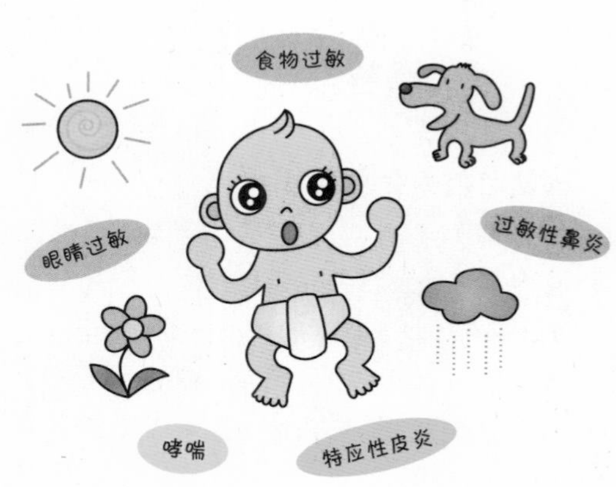

食疗增乳汁，哺乳更顺畅

有句广告词讲，“天然的最好”，的确是！天然的母乳，所含的营养成分更多，质量胜过配方奶。

天然的最好，哺育母乳好处多！

母乳可帮助宝宝的神经系统与智力得到健康发育，母乳中的免疫球蛋白更是保护宝宝不受到感染的防护罩。此外，母乳喂养可以大大降低宝宝发生过敏性疾病的概率。妈妈亲自哺乳，对于提升宝宝的安全感与亲密感是无可取代的。

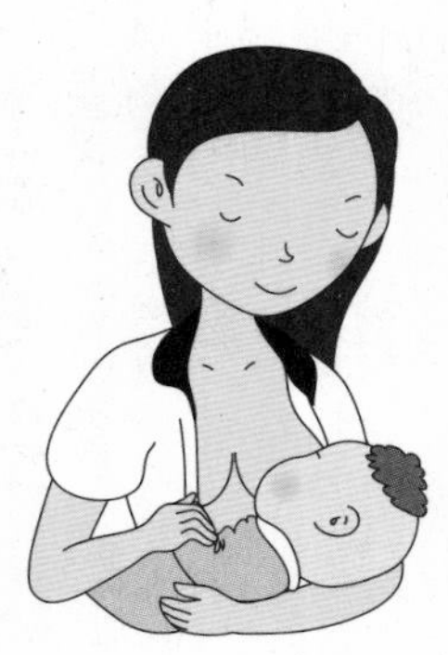

哺乳可减少女性疾病

哺乳不仅对宝宝好，对于妈妈也有许多好处。首先，哺乳过程中会刺激子宫收缩，对于恶露的排出有促进作用，并可帮助子宫复原。其次，研究显示，哺乳可以降低停经前罹患乳腺癌与卵巢癌的概率。

另外，哺乳会消耗大量的热量，只要配合适当均衡的饮食，对于产后身材的恢复，可说是一大助力。

胀乳疼痛，妈妈最难受

母乳好处这么多，但是并非每个产妇哺乳过程都很顺利，相信很多产后妈妈都经历过胀乳的疼痛。到底该如何顺利泌乳？这其实是有小诀窍的。

一般生产后 1 ~ 3 天，妈妈们就会开始有少量的乳汁分泌，但若是乳汁分泌不顺利，很容易堵塞乳腺，导致乳房的疼痛。

泌乳不顺，遵循热敷、按摩、休息三大原则

妈妈乳汁分泌不顺，一定要记住三大原则：热敷、按摩、休息。首先，在每次哺乳前先热敷，有助于分泌乳汁，之后可用疏乳棒或是圆头的木齿梳由腋下及乳房周围慢慢梳向乳头处，可以帮助已堵塞的乳腺疏通。过程中会伴随微微的不舒服，那是乳腺堵塞所产生的疼痛，因为“不通则痛”“通则不痛”。热敷与按摩都是帮助乳腺疏通的好方

法。轻微者，经过几次热敷、按摩与哺乳的过程，乳腺的疼痛便会大大减轻；严重者，建议配合可以疏通乳腺与清热消肿的中药，帮助消除肿痛。冰敷虽然能减缓疼痛，但血管在收缩后代谢会变慢，不利已形成的堵塞疏通，反而延长恢复的时间。

临床上常见一些妈妈的乳腺堵塞是在深部，很难通过按摩的方式改善，这时除了配合疏通乳腺的中药外，亦可经由专精针灸的中医师，通过针灸改善此处的循环，帮助疏通堵塞的乳腺。

最后，妈妈要保证充足的休息才能有助气血的生成，促进乳汁的分泌。

中药疏通乳腺效果好

乳房肿胀疼痛，乳汁难出，可以用疏通乳腺的中药，效果真的很好。以我本人为例，生产后第二天乳房非常胀痛，虽然用木齿梳按摩，但每按一次就会叫疼一次，于是立即请诊所配汤药，服药后隔天疼痛减少七八成，乳汁的分泌也顺畅多了。所以适时通过中药治疗可以减少许多不适与疼痛。

一般而言，疏通乳腺的中药有王不留行、木通、通草等，但我通常会再加入预防乳腺发炎的药，如蒲公英、连翘、金银花等，不过使用的剂量需因人而异，按照具体的情况做灵活的加减运用。

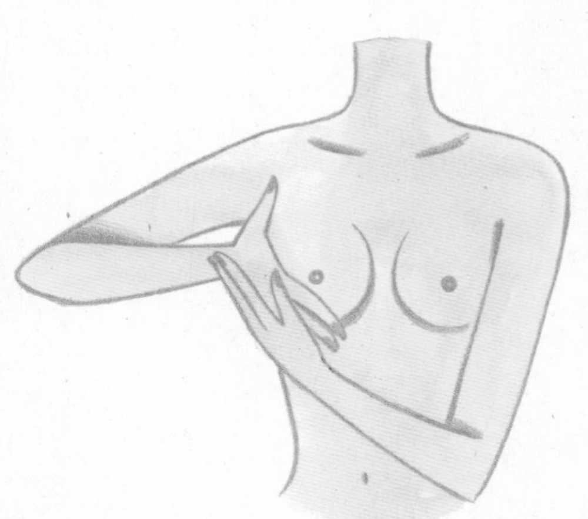

●每次哺乳前先热敷，有助于分泌乳汁。之后可用疏乳棒或是圆头的木齿梳由腋下及乳房周围慢慢梳向乳头处，可以帮助疏通已堵塞的乳腺。

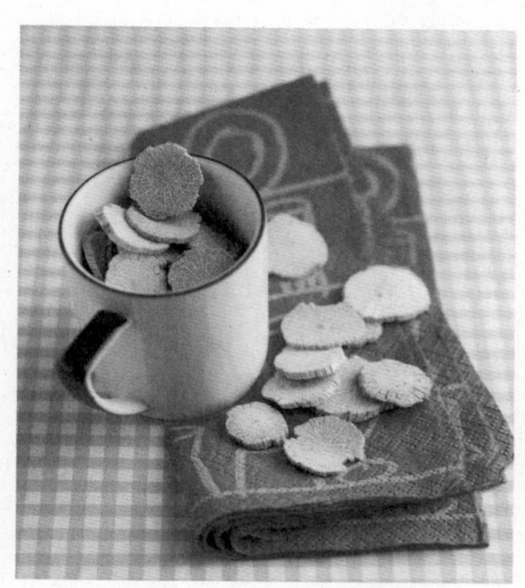

●木通可协助疏通乳腺，且效果很好！

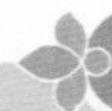

帮助分泌乳汁的三大穴位

除了用通乳下奶的中药帮助乳汁分泌外，也可以多按摩膺窗、乳根、膻中三大穴位，这些穴位有助于疏通乳房周围的气血和维持乳房坚挺。

膺窗

穴位寻找：位于胸部前正中线旁开四寸，第三肋间隙，乳头的正上方。

功　　效：主治乳腺炎、胸肋胀痛、哮喘。

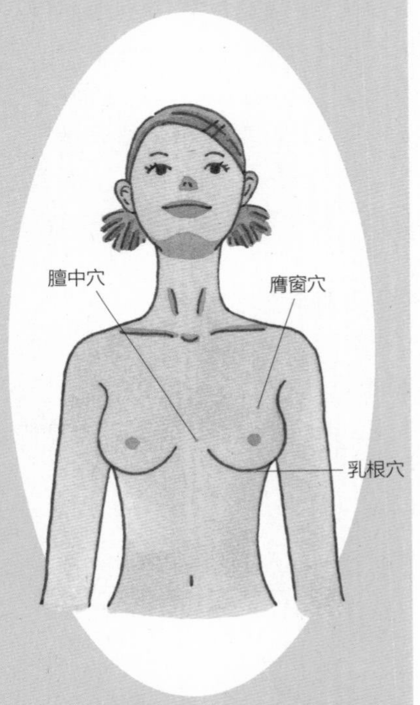

乳根

穴位寻找：位于胸部前正中线旁开四寸，第五肋间隙，乳头的正下方。

功　　效：主治胸痛、乳腺炎、乳汁少、咳嗽、哮喘。

膻中

穴位寻找：位于胸部前正中线上，平第四肋间，两乳头连线的中点。

功　　效：主治胸闷、胸痛、心悸、乳汁少、咳嗽、噎嗝。

不知妈妈们有没有注意到，按摩这些穴位还可以改善咳嗽、哮喘，所以在哺乳期若是不小心感冒了，又不想服用药物，就可以多按摩这些穴位，以改善咳嗽不舒服的症状。

产后立即哺乳，刺激泌乳素分泌

至于要预防产后乳汁分泌不足，我要特别强调的是应尽早让小宝宝接触妈妈的乳头。小宝宝在出生后一小时内有强烈的吸吮反射，这时让小宝宝直接与妈妈接触，对于妈妈乳汁的分泌也会有很大的帮助，因为当新生儿吸吮乳房时，除了刺激泌乳素分泌，同时也会刺激妈妈产生排乳反射（当妈妈听到小宝宝的哭声时，也会不自觉地产生此反应）。

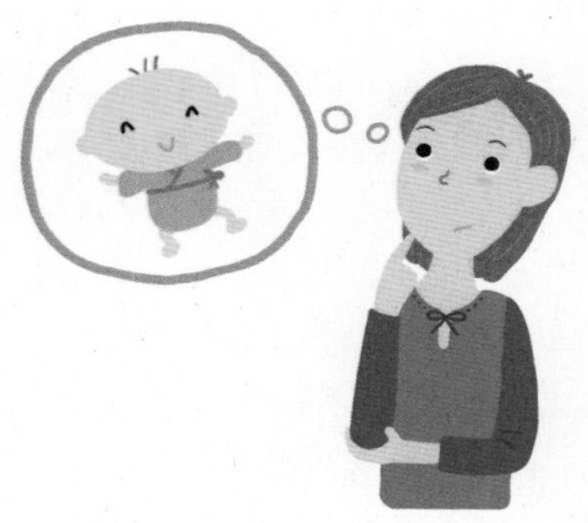

另外，也要鼓励妈妈以亲喂的方式哺乳，除了可以帮助刚出生的婴儿建立安全感之外，也可以预防产后妈妈因为要挤乳而产生“妈妈手”（拇指腱鞘炎）的情况，而亲喂可以更直接地刺激妈妈的乳汁分泌，除了能增加乳汁外，对于预防乳腺炎也有直接的帮助。

勤于喂乳也很重要。产后的妈妈由于气血大虚，身体疲累，往往会疏忽了定时挤奶的重要性，甚至因为太累，整晚未起身排空乳汁，隔天一早便发现整个乳房胀痛难忍，严重者甚至红肿疼痛到无法触碰，并伴随发烧的状况，这就是典型的乳腺发炎了。

记得定时排空乳汁

预防乳腺炎的首要原则，便是养成定时排空乳汁的习惯。一般而言，刚生产完的妈妈，建议三至四小时就排空乳汁一次，或是自觉胀奶时便可以准备哺乳，或用吸乳器先将乳汁挤出。

随着小宝宝的成长，哺乳的间隔也会逐渐拉长，慢慢变成四到五个小时一次，这时妈妈也会较为轻松，因为终于可以在晚上拥有一夜好眠了。哺乳的妈妈是很辛苦的，但其中与孩子亲密地互动与成就感，也是无法取代的，而哺乳的过程更有助于自身体态与健康的恢复。

高蛋白配合穴位按摩，补气血，助泌乳

有些妈妈因为产后气血大虚，以致乳汁分泌不足，这时就需要喝点儿补充气血、舒畅乳腺的泌乳茶，帮助妈妈分泌乳汁。

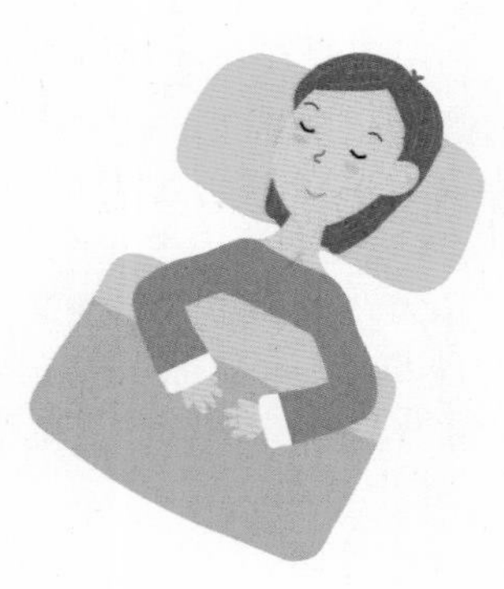

帮助分泌乳汁的茶饮、药膳

猪脚炖花生

食材： 猪脚适量，生花生半碗，核桃（敲碎）15g，当归 9g，陈皮 3g，生姜 3 片，盐少许。

做法： 将猪脚洗净焯水后，先加水炖煮 20 分钟。再加入花生、核桃、陈皮、生姜，炖煮至花生烂熟即可。最后放入当归，小火煮 3 分钟即可，放入少许盐调味。若是伤口已复原的产妇，可以加入一碗米酒一起炖煮。

功效： 此方为补充蛋白质的食补方，有补血行气的功效，可以帮助增加泌乳量。

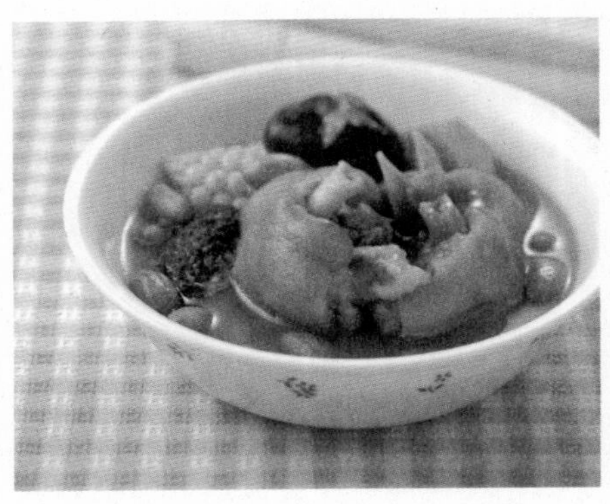

泌乳茶

药材： 黄芪 15g，王不留行、当归、麦冬各 9g，柴胡 3g，生甘草 5 片。

做法： 将中药洗净后置药袋中，加入 1000mL 的水，先浸泡 15 分钟，以大火煮开后，转小火煮 15 分钟即可，于一天内慢慢喝完。

功效： 有气血双补作用，能帮助乳腺畅通。

月子期间的饮食建议

●哺乳的过程中，应摄取足够的蛋白质，素食者可以用豆类代替，同时增加坚果类的摄取。

●月子期间建议蔬果类的摄取尽量以深色类为主，少食凉性瓜类水果（如西瓜、香瓜、哈密瓜等）与酸涩水果（如柠檬、百香果、菠萝等）。

●蔬菜类可选择红苋菜、菠菜、皇宫菜、川七叶、地瓜叶、南瓜等；水果类可选择葡萄、樱桃、番石榴、荔枝、龙眼、苹果、枇杷、榴莲等。

●平时的零食中可以适量添加坚果类，如核桃、杏仁、栗子、腰果等，但建议均以原味为主，不添加盐或糖，以免加重口渴及水肿的问题。

除了多补充高蛋白质的食物，加强食补的部分之外，可再配合按摩足三里、三阴交等穴位，帮助气血的恢复，也有助于乳汁的分泌。

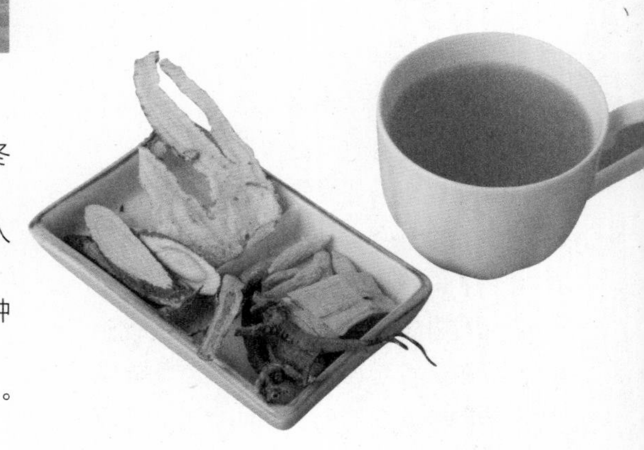

睡不好，也会影响乳汁量

若是产后过于疲倦和劳累，也会影响乳汁的分泌。临床上发现，若是睡眠质量不佳或是过度劳累，有些妈妈隔日的乳汁就会明显不足，所以为了有充足的乳汁，多休息、放轻松是很重要的。

产后多按“快乐穴”助缓解

门诊常见有些妈妈本来乳汁分泌很顺畅，但是突然乳汁明显减少，经过询问得知，原来是心情郁闷或与家人发生争执而导致。乳房是肝经经过之处，“肝喜舒畅调达”，若是因为郁闷或暴怒导致气机不畅，就会影响乳汁的分泌，甚至发生乳腺炎。这时可以多按摩“太冲穴”，这个穴位我又称为“快乐穴”，因为它对于心情郁闷、烦躁有很好的缓解效果，还可帮助乳腺的疏通与乳汁的分泌。

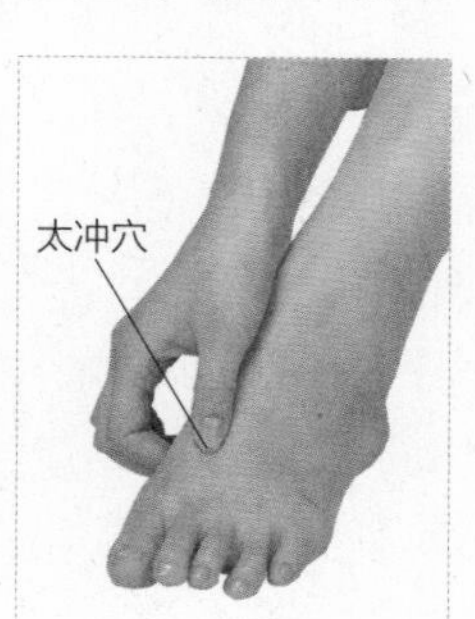

缓慢退乳，维持产后乳房匀称

妈妈在哺喂母乳的过程中，乳头会比原先稍大，颜色也会加深，这是自然的现象，但随着哺乳过程结束，乳头会恢复到原本的大小，色素的加深也会随着时间逐渐地淡化。妈妈也可以请中医师选用具有美白效果的中药，帮助色素的淡化。

如何保持原本乳房的大小？只要记住一个原则：不要在短时间内马上停乳。应把退乳的时间拉长，缓慢地退乳，以免乳房很快萎缩而影响外观。

另外，适时做些乳房的按摩或配合针灸，亦可保持美好的乳房形状。只要好好照顾自己的乳房，把握以上的原则，健康的哺乳和保持乳房的匀称是不冲突的哦！

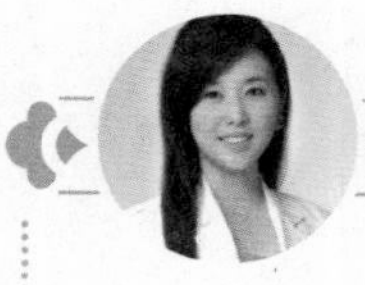

中医妈妈的小叮嘱

月子期间，应保持愉快的心情，吃得饱，睡得好，并且尽量找时间休息，这段时间应该是许多职业妇女难得可以完全放松的日子，家人们要尽量给予辛苦生产的妈妈支持与陪伴。经由月子期间的调理，才能好好守护产妇往后的身心状况。所以，坐月子可说是女人一生中最重要的日子呢！

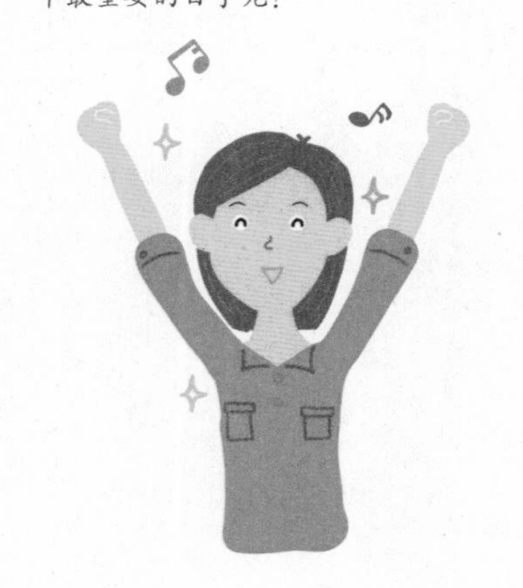